CB061429

Copyright © Lucas Fustinoni, 2022
Todos os dieiros reservados

Copyright © 2022 by Editora Pandorga

Direção Editorial
Silvia Vasconcelos

Produção Editorial
Equipe Editora Pandorga

Preparação e Revisão
Henrique Tadeu Malfará de Souza

Diagramação
3k Comunicação

Capa
Lumiar Design

Texto de acordo com as normas do Novo Acordo Ortográfico da Lingua Portuguesa

Dados Internacionais de Catalogação na Publicação (CIP) de acordo com ISBD

F995m	Fustinoni, Dr. Lucas
	Manual Internacional de Tricologia Avançada: um guia completo sobre cabelo, couro cabeludo e doenças capilares / Dr. Lucas Fustinoni. - Cotia : Vital Editora, 2022.
	240 p. : il. ; 16cm x 23cm.
	Inclui índice.
	ISBN: 978-65-8714-061-2
	1. Medicina. 2. Dermatologia. 3. Tricologia. I. Título.
2022-2179	CDD 616.5
	CDU 616.5

Elaborado por Odilio Hilario Moreira Junior - CRB-8/9949

Índice para catálogo sistemático:
1. Dermatologia 616.5
2. Dermatologia 616.5

IMPRESSO NO BRASIL
PRINTED IN BRASIL
DIREITOS CEDIDOS PARA EDIÇÃO À
EDITORA PANDORGA
RODOVIA RAPOSO TAVARES, KM 22
CEP.: 06709-015 - LAGEADINHO - COTIA - SP
TEL. (11) 4612-6404

www.editorapandorga.com.br

DR. LUCAS FUSTINONI

MANUAL INTERNACIONAL DE TRICOLOGIA AVANÇADA

UM GUIA COMPLETO SOBRE CABELO, COURO CABELUDO E DOENÇAS CAPILARES

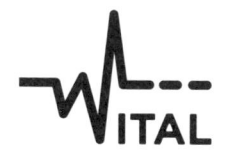

VITAL

SUMÁRIO

Agradecimentos	9
Prefácio	11
Introdução	15

CAPÍTULO 1. História da Tricologia — 25

O Futuro da Tricologia	27
Ética na Tricologia	29
Qual a diferença entre Tricologia e Dermatologia?	31
O tricologista é médico?	31
O que faz um tricologista?	32
Qual é a diferença entre tricologista e cabeleireiro?	33

CAPÍTULO 2. Anatomia do cabelo e couro cabeludo — 35

Visão geral	35
Introdução à pele	35
Funções da pele e couro cabeludo	36
A epiderme	38
A derme	41
Os anexos da pele	42
As glândulas sebáceas	43
Bactérias do couro cabeludo	44
Fungos no couro cabeludo	46
Folículo piloso	47
O bulbo do cabelo	49
A cutícula	53

CAPÍTULO 3. Etnia e estrutura do cabelo   55

Os tipos de cabelo   56
Embriologia do cabelo   58
Ciclo de crescimento capilar   62
Visão geral de química   64
Polimerização   65
Cross-links   66
Aminoácidos   67
Proteínas   69
Componentes do cabelo: cistina e cisteína   70
Coloração   70
Henna   74
Descoloração   75
Constituição química do cabelo   76
Sistema vascular e nervoso do couro cabeludo   77
Sistema nervoso do couro cabeludo e folículo   79
Processo de pigmentação do cabelo   79

CAPÍTULO 4. Nutrição em Tricologia   83

Carboidratos   84
Índice glicêmico   86
Carga glicêmica   87
Resistência à insulina   88
Síndrome do ovário policístico   90
Lipídios   91
Ômega-3   94
Óleo de coco   95
Óleo de coco e DHT   96
Óleo de semente de abóbora   97
A conexão do óleo de semente de abóbora com a perda de cabelo e zinco   99
Óleos usados topicamente no cabelo   100

Proteínas	103
Colágeno	106
Vitaminas	107
Minerais	118

CAPÍTULO 5. Doenças Tricológicas — 125

Foliculite decalvante	125
Alopecia androgenética (calvície)	126
Classificação	127
Patogênese	128
Manifestação clínica	129
Diagnóstico Diferencial	130
Alopecia areata	130
Alopecia areata incógnita	132
Alopecia areata na barba	133
Alopecia frontal fibrosante	133
Alopecia de tração	135
Alopecia androgenética em mulheres	137
Eflúvio telógeno	137
Eflúvio anágeno	139
Excesso de pelos	140
Dermatite seborreica	141
Tinea capitis	143
Tricotilomania	144
Couro cabeludo normal	146
Líquen plano pilar	147
Tricorrexe nodosa	148
Tricoptilose (pontas duplas)	148
Triconodose	149
Psoríase capilar	150
Psoríase do couro cabeludo	151
Pediculose Capitis	152
Pseudofoliculite	152

Hormônios e o ciclo menstrual 153
DIU de cobre e queda de cabelo 158
Menopausa 158

CAPÍTULO 6. Laserterapia **161**

História do laser na Medicina 164
Tipos de laser na Medicina 165
Como funciona a terapia a laser de baixo nível? 168
Contraindicações e cuidados 170
Exemplos de equipamentos 171

CAPÍTULO 7. História do transplante capilar **175**

Técnica FUT 177
Técnica FUE 178
Indicações de transplante capilar 179
Transplante de barba 180

CAPÍTULO 8. Tratamentos e produtos utilizados **185**

AGRADECIMENTOS

Dedico esse livro em memória do meu querido avô Nestor Fustinoni de quem herdei a calvície gerando todo o interesse pela área de Tricologia. Minha mãe que sempre sonhou em ser médica e que sempre me guiou pelo caminho da virtude mesmo não estando mais presente. Agradeço minha noiva Laryssa que sempre me apoiou e deu forças nas milhares de horas necessárias para escrever esse livro além de sempre me fazer companhia em viagens para congressos e eventos científicos mundo afora. Agradeço a meu pai que desde a infância serviu de exemplo de trabalho duro e perseverança.

Meus mestres e professores David Salinger (Presidente da International Association of Trichology o qual escreveu o prefácio), Dr. Rodney Sinclair da Austrália, Dr. Neil Sadick de Nova York, Dra. Antonella Tosti da Itália, Dr. Karol Gutowski de Chicago, Dr. Martin Zaiac de Miami e tantos outros: nada disso seria possível sem os seus esforços para o avanço da ciência. Como dizia Newton:

"Se eu vi mais longe, foi por estar sobre ombros de gigantes".

Minha equipe que tornou tudo isso possível: Rondi de Oliveira (redator), Phelipe Heinzen (Artes gráficas), Vinicius Scheck (Editor de Vídeos), Josiane de Jesus (Logística) Nilson Hacke (Redes sociais) e tantos outros que fazem o sonho da Éclairé se tornar realidade: meu muito obrigado por toda sua dedicação e carinho!

DAVID SALINGER IAT
DIRECTOR, INTERNATIONAL ASSOCIATION OF TRICHOLOGISTS

My thanks to Dr. Lucas for asking me to write the forward to his book on hair disorders and much more. My ties with Brazil are strong; I have made several visits to Brazil (all enjoyed) and the International Association of Trichologists (IAT) has held several trichology conferences there.

I became acquainted with Dr. Lucas when he undertook IAT's trichology course and it was always a pleasure to have his contributions during our online trichology sessions. We also had a long talk on his YouTube program. I was struck by his good English and by his enthusiasm for trichology and his willingness to help others in their trichological careers.

IAT's trichology course was developed at the University of Southern California and, as part of IAT's 50th anniversary celebrations, the Portuguese translation of the course has just been revised and updated. I am proud to say that it is the most comprehensive trichology course in Portuguese and I am sure Dr. Lucas's book on hair disorders will be a great help to Portuguese-speaking students undertaking the course. I particularly enjoyed the book's comprehensive chapters on "Anatomia do cabelo e couro cabeludo", "Etnia e estrutura do cabelo", "Nutrição em Tricologia", "Doenças Tricológicas", and "Laserterapia", and the wonderful photos and diagrams. There is so much to learn in these chapters and it is all explained in a way that is easy to understand.

Dr. Lucas mentions the importance of Vitamin D and tyrosine in therapy for autoimmune problems – supplements that I have found of so much benefit over the years. It is a credit to Dr. Lucas that he emphasises natural therapies and a holistic approach.

To Brazilians, "Pele" covers the body. To me, Pelé brings memories of a great Brazilian footballer. I am hoping Dr. Lucas Fustinoni and his book will inspire trichologists and trichology students as much as Pelé inspired footballers and football fans.

PREFÁCIO

DAVID SALINGER IAT
DIRETOR DA INTERNATIONAL ASSOCIATION OF TRICHOLOGISTS

Meus agradecimentos ao Dr. Lucas por me pedir para escrever o prefácio de seu livro sobre distúrbios capilares. Meus laços com o Brasil são fortes; Fiz diversas visitas ao Brasil, onde a International Association of Trichologists (IAT) realizou vários congressos.

Conheci o Dr. Lucas quando ele fez o curso de Tricologia do IAT e sempre foi um prazer receber suas contribuições durante nossas sessões online de Tricologia. Também tivemos uma longa conversa em seu programa no YouTube. Fiquei impressionado com seu bom inglês, seu entusiasmo pela Tricologia e sua disposição de ajudar as pessoas em suas carreiras tricológicas.

O curso de Tricologia do IAT foi desenvolvido pela University of Southern California e, como parte das comemorações dos 50 anos do IAT, a tradução portuguesa do curso acaba de ser revista e atualizada. Tenho orgulho de dizer que é o curso de Tricologia mais completo em português e tenho certeza que o livro do Dr. Lucas sobre distúrbios capilares será de grande ajuda para os alunos de língua portuguesa que estiverem fazendo o curso. Gostei particularmente dos capítulos abrangentes do livro sobre "Anatomia do cabelo e couro cabeludo", "Etnia e estrutura do cabelo", "Nutrição em Tricologia", "Doenças Tricológicas"e "Laserterapia". As fotos e diagramas são maravilhosos. Há muito o que aprender nesses capítulos e tudo é explicado de uma maneira fácil de entender.

Dr. Lucas menciona a importância da vitamina D e da tirosina na terapia para problemas autoimunes – suplementos que eu descobri serem muito benéficos ao longo dos anos, enfatizando também a utilização de terapias naturais através de uma abordagem holística.

Para os brasileiros, "Pele" cobre o corpo. Para mim, Pelé traz lembranças de um grande jogador brasileiro. Espero que o Dr. Lucas Fustinoni e seu livro inspirem tricologistas e estudantes de Tricologia tanto quanto Pelé inspirou futebolistas e fãs de futebol.

INTRODUÇÃO

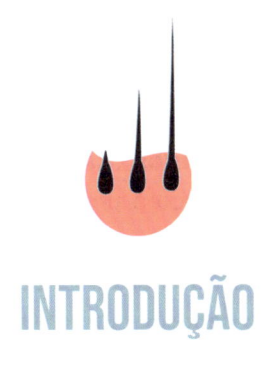

A calvície faz parte da minha vida desde a infância. Lembro que, com 4 anos de idade, já perguntava para o meu avô, Nestor Fustinoni, porque as pessoas da nossa família eram carecas. Meu avô, um militar aposentado, certa vez me explicou, em tom de brincadeira: "Eu fui cortar o cabelo com o barbeiro do quartel e pedi para ele só parar quando eu mandasse. Como estava cansado, acabei cochilando. Quando acordei, estava careca!".

Durante a minha adolescência, imaginei que a calvície nunca me atingiria, por causa da minha cabeleira. Próximo do período do vestibular, com o estresse das provas e as preocupações, comecei a perceber que meu cabelo caía muito e já podia ver algumas "entradas". Será que o "barbeiro" que havia deixado meu avô careca já estava me assolando?

Para tirar a dúvida, pedi algumas fotos antigas do meu avô, de sua juventude:

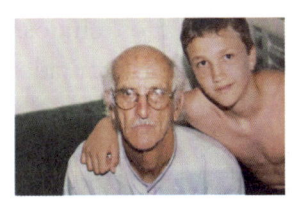

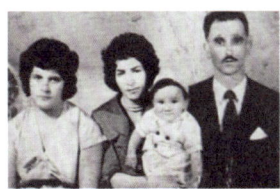

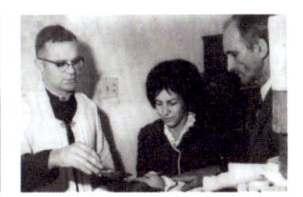

Antes dos 28 anos ele já estava bem careca. Seria esse o meu destino?

Minha mãe era uma pessoa muito estudiosa, e o seu grande sonho era ser médica. Com apenas 32 anos ela começou a sentir uma série de dores abdominais e realizou vários exames, sem diagnóstico. Aos 33 anos, porém, foi diagnosticada com um câncer de pâncreas intratável. Lembro-me de, com apenas 5 anos, frequentar o hospital constantemente para vê-la em seus últimos dias. Minha mãe projetou seu sonho de ser médica em mim me dando o nome de Lucas. Segundo a Bíblia, Lucas era o "médico amado de Cristo".

Perder a mãe ao 6 anos me gerou um sentimento de que eu precisava fazer algo para lutar contra as doenças. De forma que, quando chegou a hora de me preparar para a faculdade, a escolha foi óbvia: Medicina.

Passei no vestibular com 17 anos. Como parte do trote, os "veteranos" raspavam o cabelo dos "calouros", além de outras brincadeiras nada agradáveis. Após rasparem meu cabelo, percebi que ele já não crescia como antes. Imaginei que fosse pelo fato de ter raspado a cabeça, ou seja, logo voltaria ao normal. Mas eu estava indo para o segundo ano de faculdade e meu cabelo ainda não tinha crescido; notei então que tinha algo errado. Meu cabelo estava fraco e pálido e caía constantemente, já aparecendo as "entradas", mesmo eu sendo muito novo. Marquei consulta com vários médicos, saindo sempre com a mesma receita: minoxidil e finasterida. Lá pelo quinto médico é que fui ouvir: "Seu avô é careca, seu pai está ficando careca, você também vai ficar, e não tem nada que possa fazer, só retardar".

Cheguei em casa arrasado e comecei a buscar os maiores especialistas em cabelos da época. Resolvi ligar para um, para saber quanto era a consulta, mas esse infelizmente estava além das minhas possibilidades. Meu irmão também cursava Medicina em uma faculdade particular, e meu pai, com muito esforço, conseguira três financiamentos para pagar os estudos. Vivíamos numa velha casa de madeira e tínhamos o dinheiro contado para pagar as faculdades e sobreviver.

As pessoas achavam que minha grande preocupação com o cabelo fosse exagero, que eu deveria raspá-lo e assumir a careca, mas para mim não era tão fácil. Eu era um rapaz tímido e franzino; ficar careca só iria piorar as coisas. Minha vontade de recuperar o cabelo era tão grande que eu precisava daquela consulta. Por isso, tive uma ideia: perguntar para os meus amigos se tinham alguma coisa que eu poderia vender na internet. Com isso eu pagava a parte deles, ficava com o lucro e, após alguns meses, podia comprar uma bicicleta. Com a bicicleta eu podia economizar o dinheiro do ônibus e pagar a consulta. Genial! Como a faculdade era particular, meus colegas tinham videogames, celulares, computadores que não usavam mais, e logo anunciei todos na internet. Estava dando certo!

Depois de alguns meses, consegui juntar o dinheiro da consulta e fui todo alegre para dar a notícia para meu pai, mas logo percebi que ele não estava muito animado. Meu pai me contou que fora demitido do trabalho. Entendi o problema, comprei a melhor bicicleta que poderia com o dinheiro que tinha e me preparei para ir para a faculdade. Lembro-me da primeira vez que saí na rua com a bicicleta nova; sempre gostei de pedalar, e seria até um prazer me exercitar.

Certa vez, a duas quadras de casa, vi um homem alto e forte, sobre uma bicicleta velha. Ele ficou ao meu lado e, sem eu esperar, me deu um chute, fazendo eu cair bruscamente no chão. O homem pegou minha bicicleta e fugiu. Subi na bicicleta velha dele e corri atrás, gritando para parar. O que o ladrão estava roubando não era só uma bicicleta, mas também a minha esperança de economizar dinheiro para a consulta com o tricologista! Cheguei em casa arrasado. Por alguns meses tive de usar a bicicleta velha do ladrão, até o dia em que ela também foi roubada...

Meu pai, percebendo minha tristeza e frustração, conversou com toda a família, que fez uma "vaquinha" para a consulta. Agendamos para o mês seguinte, na data mais próxima, e fiquei contando os dias para conhecer o médico. Chegamos a uma clínica muito bonita, em um bairro nobre de Curitiba, e fomos muito bem recebidos. O médico examinou o meu cabelo com um microscópio e nos mostrou os folículos encolhendo. Foi a primeira vez que um médico fez aquilo comigo, e estávamos muito esperançosos. Nisso, o médico disse que eu tinha uma tendência importante a calvície, mas ele tinha a solução: transplante capilar. O preço da cirurgia era equivalente a um carro zero quilômetro, e seria impossível para minha família pagar naquele momento, além de eu ficar com uma cicatriz enorme na cabeça. Mais tarde, estudando

Tricologia, descobri que aquele transplante seria um dinheiro jogado fora, pois não iria resolver meu problema.

Eu estava arrasado. Todos os tratamentos que havia feito não tinham dado praticamente nenhum resultado. Transplante capilar não era a solução. Comecei a buscar na internet soluções que pareciam fáceis demais: tomar cápsula, fazer massagem no couro cabeludo, inversão capilar, produtos naturais, receitas caseiras e supostos segredos indígenas. Nada disso resolveu; fui ficando cada vez mais calvo, o que me custara algumas centenas de passagens de ônibus, andando de bicicleta para economizar.

Toda vez que me olhava no espelho me sentia mal. Não era fácil ir para a faculdade, onde meus colegas tinham carrões, eram fortes e tinham cabelo! Eu andava de bicicleta, era tímido e franzino. Comecei a ficar cada vez mais em casa, entrando em depressão.

Um dia, para me animar, um amigo me convidou para fazer aulas de francês, que a faculdade estava disponibilizando gratuitamente. Sempre gostei de línguas; com 16 anos falava inglês fluente, e seria legal aprender francês. Sempre fui muito estudioso; comecei a me dedicar ao francês sem saber o propósito que Deus estava colocando em meu caminho. Minha universidade tinha muitos programas de intercâmbio internacional, e um dia surgiu no portal uma vaga incrível: estudar no maior hospital da Europa, mas com uma condição: falar francês fluente! Eu estava no segundo mês de curso, longe de ser fluente, mesmo assim me inscrevi. Durante os 6 meses seguintes, me esforcei ao máximo para aprender francês, enquanto juntava as passagens de ônibus e vendia coisas na internet para pagar a passagem para Paris. Enviei os documentos para a França e, com a ajuda da minha professora de francês, liguei para o hospital para acertar os detalhes. Mesmo sem tudo estar confirmado, embarquei para a França com a cara e a coragem.

Após meses de agonia, no dia 26 de janeiro (dia do aniversário da minha mãe), fui aprovado para estudar no maior hospital da Europa, o Pitié-Salpêtrière. Com séculos de história, foi onde nasceu a Psiquiatria e onde médicos que mudaram a história estudaram, como Sigmund Freud e Jean-Martin Charcot. Coincidência ou não, dali em diante, sempre no dia 26 de janeiro, aconteceram coisas maravilhosas na minha vida!

Em Paris, estudei com Dr. Laurent Lantieri, que realizou a primeira cirurgia de transplante de face do mundo. O Dr. Lantieri tinha à sua disposição os melhores médicos da França, e foi aí que surgiu minha curiosidade em ver o que aqueles médicos tinham de tratamento para calvície. De repente, deparei com uma infinidade de tratamentos, medicamentos, fitoterápicos! Senti que, se eu estudasse e me dedicasse, poderia enfim reverter minha calvície com esses novos tratamentos que nunca havia ouvido falar no Brasil! Na França, as universidades criam seu próprio material de estudo, para aumentar exponencialmente o conhecimento do aluno e ele não precisar ficar buscando conteúdo em vários livros. Então, mergulhei de cabeça em tudo o que poderia aprender sobre Tricologia.

Morando na França, tive a oportunidade de ir para a Índia, onde aprendi sobre o vegetarianismo que adotei por 2 anos. A rotina estressante do hospital, de trabalho, estudos e má alimentação sem orientação, fizeram meu cabelo cair mais ainda. Eu tinha de puxar todo o cabelo para frente, para esconder as entradas. Mesmo com tantas dificuldades, aquele tempo na França me abriu portas que fariam toda a diferença em minha carreira futura.

Voltei para o Brasil com muito conhecimento na bagagem e continuei meus estudos por conta. Meus amigos se surpreenderam por voltar com menos cabelo, o que me incentivou a focar ainda mais nos estudos.

Finalmente chegaram os últimos anos da faculdade de Medicina, conhecidos como internato. Nesse período o estudante passa por vários hospitais e ambulatórios, para aprender sobre as várias áreas da Medicina na prática, com pacientes reais. Por conta das visitas frequentes à minha mãe no hospital, quando ela estava em estágio terminal do câncer, não me sentia bem dentro de hospitais; me perguntava que tipo de médico eu seria me sentindo assim. Encarar a morte de pacientes diariamente, ou encontrar um leito vazio, outrora ocupado por alguém que eu havia tratado, mexiam de maneira muito profunda comigo. Sabia que precisava encontrar um ramo em que eu pudesse aplicar o melhor de mim. Pelo jeito, não seria dentro de um hospital.

Ao me formar em Medicina, já tinha muito claro o que faria da vida: estudar sobre cabelos para, finalmente, resolver o meu problema e de outras pessoas que sofriam como eu. A Tricologia é um ramo muito novo da ciência mundial e pouquíssimo conhecida no Brasil. Essa decisão não foi fácil; meus amigos e minha família diziam que eu não deveria ter estudado Medicina para ficar cuidando de cabelos, mas para salvar vidas, e que aquilo era muito superficial. Muitas pessoas riam quando eu dizia que queria ser especialista em cabelos; diziam que eu deveria ter feito um curso de cabeleireiro em vez de Medicina. Até mesmo meu pai me comparava com meus colegas, dizendo que eles, sim, eram médicos de verdade, que faziam cirurgias e salvavam vidas. Sempre argumentei: do que adiantava a pessoa estar com saúde, mas não se sentir bem consigo mesma, se olhar no espelho e não ter autoestima? Fora as pessoas com doenças autoimunes e genéticas, que causavam queda de cabelo. Essas pessoas também não mereciam um tratamento adequado?

Apesar de todas as críticas, comecei minha jornada. Encontrei um curso que dizia ser de Tricologia avançada, em São Paulo, e fui fazer sedento para aprender mais. Quando cheguei lá, o conteúdo era muito inferior do que eu havia estudado na França anos antes. Nesse momento, percebi que ter estudado na Europa fez toda a diferença.

O mundo pode parecer grande, mas em certas áreas ele é muito pequeno, e todo mundo acaba se conhecendo. Com a ajuda dos meus colegas médicos franceses, fui estudar Tricologia nos Estados Unidos, em Miami. Lá recebi a oportunidade de estudar na Itália, em Bologna, com a Dra. Antonella Tosti, uma das maiores especialistas do mundo em Tricologia, com mais de 650 artigos científicos publicados! A Dra. Antonella atende em Miami há alguns anos. Depois disso, fui para a Austrália aprender mais com o Dr. Rodney Sinclair, autor de artigos importantes sobre minoxidil via oral e alopecia areata. Também passei por Japão, Espanha, Singapura e vários outros países, entrando em contato com as principais referências de cada lugar.

Em 2014, comecei a compartilhar vídeos no YouTube com meus pacientes, explicando tudo que eu gostaria de passar durante a consulta. Naquela época, o único médico do Brasil no YouTube era o Dr. Drauzio Varella, já famoso pela tevê. Novamente meus amigos e família me criticaram, dizendo que era se expor demais, que YouTube era somente para piadinhas. Passei a receber mensagens de pessoas do Brasil e do mundo, agradecendo o conteúdo, dizendo-me que já estavam desistindo de procurar um tratamento até encontrar meu canal. Após 6 meses gravando vídeos todas as semanas, eu não tinha nem mil inscritos, mas essas mensagens continuavam me motivando a seguir em frente! Trabalhando durante o dia todo e gravando vídeos até de madrugada, persisti nas publicações até meu canal se tornar o maior do mundo sobre Tricologia!

Notei que agora as pessoas estavam muito mais informadas, pois conheciam doenças capilares que às vezes nem o médico delas sabiam. Muitas vezes, havia problemas que podiam ser resolvidos com alguma vitamina que realmente tratasse a calvície e a queda de cabelo de maneira integral, mas não existia no mercado. Após mais de 30 mil pacientes tratados com sucesso, compilei os melhores componentes mundiais e as principais deficiências vitamínicas e alterações hormonais estatisticamente relevantes para criar a minha própria linha de produtos Éclairé. Contratei o maior laboratório do Brasil para produzir os produtos, pois sabia que seriam um sucesso e ajudariam muitas pessoas. Logo no primeiro mês de vendas, o maior laboratório do Brasil quase não deu conta de produzir tantas unidades, tendo de trabalhar dia e noite para conseguir entregar todos os pedidos.

Durante alguns anos, eu e minha esposa viajamos literalmente para dezenas de países, visitando os maiores congressos e centros de pesquisa do mundo. Essas viagens constantes, apesar de muito proveitosas e divertidas, logo ficaram cansativas: voos internacionais, conexões, fuso horário viraram rotina.

Por isso eu e minha noiva nos mudamos em definitivo para os Estados Unidos, para estar próximos do maior centro de pesquisa em Medicina do mundo, em Orlando, na Flórida. Também nos Estados Unidos, seria muito mais fácil ter acesso a congressos e pesquisas científicas do mundo todo. Hoje já são mais de 100 mil pacientes tratados pelo Protocolo Éclairé de Tricologia Avançada. Sou membro das maiores sociedades de Tricologia do mundo, como World Trichology Society, International Association of Trichologists, European Hair Research Society, Italian Society of Hair Science and Restoration, Società Italiana di Tricologia, Ukrainian Hair Research Society e Asociasón Argentina de Tricología. Com mais cabelo do que tinha aos 18 anos, vivo em busca de melhores tratamentos e ensino centenas de alunos de todo o mundo sobre as últimas novidades mundiais.

Neste livro, você aprenderá desde o básico da anatomia e fisiologia até o avançado sobre doenças capilares e as últimas novidades mundiais. Preferimos inserir neste livro um conteúdo mais técnico e denso. Pode ser que no início você encontre alguns conceitos complicados, mas conhecimento nunca é demais. Isso pode incentivá-lo a sempre seguir em frente nos seus estudos e se aprofundar cada vez mais. A Tricologia é uma área bastante ampla, na qual diversos profissionais podem atuar para o bem-estar do cliente. Todo o conhecimento deste livro é fundamental para a sua atuação. Às vezes, podemos achar que alguma informação é muito avançada e que nunca iremos utilizá-la, mas com a prática diária você verá que ela é imprescindível. Você saberá reconhecer algumas doenças com as quais a Tricologia lida, como o lúpus, apesar de não nos aprofundarmos, pois são doenças que necessitam do acompanhamento de um médico reumatologista e são de difícil tratamento. A Reumatologia é uma especialidade médica extremamente complexa, que lida com doenças autoimunes e de caráter muitas vezes desconhecido. Os tratamentos reumatológicos envolvem medicamentos com vários efeitos colaterais e, às vezes, com valores exorbitantes, como R$ 15 mil a R$ 25 mil por mês. Muitas dessas drogas nem estão disponíveis no Brasil. Infelizmente, diversas doenças da Tricologia são bastante complexas, como a alopecia areata, alopecia frontal fibrosante e o líquen plano pilar. O tricologista pode agregar muito à saúde capilar do paciente, mas algumas doenças infelizmente não terão um bom curso, mesmo com o tratamento reumatológico. Uma frase célebre da Medicina é: *guérir quelquefois, soulager souvent, consoler toujours*, que significa: "curar às vezes, aliviar frequentemente, consolar sempre", algo muito importante quando aplicado na Tricologia. Pouquíssimas doenças têm cura, e muitas batalhas infelizmente não venceremos, mas estaremos sempre ao lado do cliente, melhorando a sua qualidade de vida e apoiando-o sempre!

É muito importante que você realmente incorpore o conhecimento adquirido no livro em sua vida. A Tricologia não diz respeito somente aos cabelos, mas à saúde como um todo! Cabelo saudável é reflexo de boa saúde. As expressões "em casa de ferreiro, espeto é de pau" ou "faça o que falo, não faça o que eu faço" não podem ser o lema de um tricologista! A experiência pessoal como paciente é fundamental para aprimorar os conhecimentos como profissional. Ao colocar em prática tudo o que aprender neste livro, você encontrará meios de modificar sua rotina para, então, ajudá-lo a melhorar nas orientações dadas aos seus pacientes. Também devemos, sempre dentro do possível, tentar solucionar nossos próprios problemas capilares, para darmos o exemplo de que é possível melhorar! Como já citado, algumas doenças na Tricologia são de difícil tratamento e, se você tiver uma delas, não deve desistir, e sim aprimorar seu conhecimento! Nenhum médico será tão bom quanto você mesmo para cuidar da sua saúde; e, por mais que tenha toda a informação e conhecimento disponíveis, de nada adiantarão se não colocá-los em prática! É muito importante registrar, com várias fotos, a evolução do seu tratamento, para os pacientes e as pessoas ao seu redor perceberem que seu conhecimento realmente está fazendo a diferença! Por mais que a calvície esteja avançada, não desista! Você verá que existem vários tratamentos e métodos para restaurar o cabelo. Com toda essa bagagem própria, você terá muito mais experiência para motivar e cuidar dos seus pacientes!

> CURAR ÀS VEZES
> ALIVIAR FREQUENTEMENTE
> CONSOLAR SEMPRE

CAPÍTULO 1

HISTÓRIA DA TRICOLOGIA

A Tricologia é uma ciência, a ciência do cabelo e do couro cabeludo. Mais especificamente, é o diagnóstico e tratamento de problemas do cabelo e do couro cabeludo. A palavra vem do grego trikhos, que significa "cabelo". O sufixo "logia" indica o estudo de determinada matéria; nesse caso, o cabelo.

A Tricologia, como ciência relacionada ao corpo humano, é relativamente recente, surgindo apenas durante o século XIX, na Inglaterra. Contudo os antigos egípcios, há mais de 4 mil anos, já procuravam uma cura para a queda de cabelo. A múmia de Ramsés II, que a tradição diz ser o faraó na época do êxodo dos israelitas do Egito, o mostra como quase todo careca. Sua condição teria sido evidente para as pessoas se não fosse por sua peruca na altura dos ombros.

Ramsés II foi um dos primeiros de uma longa linha de governantes que recorreram à camuflagem da calvície. Em 1500 a.C., papiros demonstraram que os egípcios recitavam um feitiço mágico para o deus do sol antes de engolir um coquetel de cebolas, ferro, chumbo vermelho, mel e alabastro para tentar combater a calvície. Em 1100 a.C. foi relatado que homens calvos esfregavam a gordura de leões, hipopótamos, crocodilos, gatos, serpentes e gansos no couro cabeludo – com a mesma finalidade, mas sem sucesso.

Hipócrates (460-370 a.C.), o médico grego considerado pai da Medicina, ao descobrir que estava perdendo o cabelo desenvolveu vários tratamentos diferentes, incluindo uma mistura de raiz-forte, fezes de pombo e urtigas para aplicação no couro cabeludo. Esse e outros tratamentos não funcionaram, e Hipócrates perdeu o resto do cabelo. Ganhou a distinção de ser o primeiro a documentar o curso passo a passo da calvície de padrão masculino, que recebeu o nome grego de alopecia.

O termo "alopecia" origina-se da palavra grega para raposa, *alopex*, devido à perda de pelos observada na sarna do animal.

Em sua homenagem, seus colegas chamaram o cabelo que restava em sua calvície avançada de Coroa de Hipócrates. Ele também percebeu que os eunucos castrados nunca ficavam calvos, e só em 1995 pesquisadores da Duke University descobriram que o procedimento podia, de fato, prevenir a queda de cabelo, expondo uma relação hormonal com a calvície.

Quando Júlio César, na Roma Antiga, começou a perder o cabelo, tentou de tudo para reverter a condição. Os tratamentos da época não eram eficazes, e o imperador romano passou a cobrir o couro cabeludo com uma coroa de louros, o que se tornou um símbolo usado até hoje.

Aristóteles, no século IV a.C., considerava o cabelo uma espécie de resíduo que endurece ao contato com o ar. Na Idade Média eles acreditavam que o cabelo era outra forma de escapar das impurezas do organismo. Na França do século XVII, o rei Luís XIII usava uma peruca para mascarar o couro cabeludo calvo. Perucas enormes, muitas vezes com cachos elaborados, tornaram-se moda entre os nobres franceses e ingleses.

Por muito tempo o chapéu foi considerado o responsável pela calvície, por supostamente reduzir o suprimento de sangue para o couro cabeludo. Uma segunda teoria relatava que o chapéu criava condições para bactérias e parasitas se multiplicarem.

Em 1910, um estudo com mais de 300 homens em Boston afirmou ter descoberto que a exposição ao sol era a causa da calvície. Quanto mais prolongada a exposição, mais grave era a queda de cabelo. Com isso os homens eram aconselhados a usar chapéus mesmo em dias nublados.

Somente na Segunda Guerra Mundial os cientistas se concentraram nos hormônios. Um estudo na década de 1940 avaliou homens carecas que receberam injeção de estrogênio. De acordo com relatos, o hormônio restaurou o crescimento do cabelo em alguns casos, mas também afinou as vozes, produziu seios e reduziu a libido.

Na década de 1960, pesquisadores da Universidade da Pensilvânia tiveram resultados igualmente desanimadores com o uso de testosterona injetável. Em uma amostra de 21 homens idosos, a aplicação de testosterona aumentou a pilificação das axilas e reduziu a quantidade de cabelos do couro cabeludo.

Em 1902, um grupo de médicos, cientistas e cabeleireiros com ideias semelhantes se reuniram para fundar o College of Diseases of the Hair, mais tarde conhecido como Incorporated Institute of Trichologists, em Londres. O objetivo era colocar o cuidado e o estudo do couro cabeludo e dos cabelos em uma base profissional e compartilhar a soma dos conhecimentos disponíveis para o avanço da ciência do cabelo.

Em Londres, em novembro de 1989, foi fundada com 39 membros a primeira sociedade de cabelos do mundo, a European Hair Research Society, da qual orgulhosamente faço parte. Para você ter uma ideia de quão recente é a Tricologia, em 2019 foi realizado o 11th World Congress for Hair Research, o décimo primeiro congresso mundial de Tricologia. De todos os milhares de anos de história da Medicina só tivemos 11 congressos mundiais.

O FUTURO DA TRICOLOGIA

A Tricologia é uma área extremamente promissora, pois a cada dia aumenta a incidência de doenças capilares. O estresse, a má alimentação, a falta de exercício físico, entre outros problemas da sociedade atual, são responsáveis pelo aumento exorbitante de calvície e queda de cabelo. Hoje em dia vemos homens e mulheres cada vez mais jovens desenvolvendo doenças capilares. Ainda existem pouquíssimos profissionais aptos para o tratamento de doenças capilares para essa crescente demanda.

Por mais que as pesquisas avancem, estamos longe da cura da calvície. Por ser um fator genético relacionado a várias condições do meio ambiente, fica praticamente impossível eliminar todos os pontos causadores. Pesquisadores do Sanford Burnham Medical Research Institute, em San Diego, Califórnia, desenvolveram uma técnica para gerar novos fios de cabelo usando células-tronco pluripotentes. Esse método pode fornecer uma fonte ilimitada de fios sem se limitar a transplantar folículos de uma parte da cabeça para outra. As células-tronco pluripotentes se diferenciam das células da papila dérmica e induzem o crescimento do cabelo quando transplantado em camundongos. O próximo passo na pesquisa é transplantar células da papila dérmica humana derivadas de células-tronco pluripotentes em seres humanos.

A clonagem de folículos capilares também significará um suprimento ilimitado de enxertos capilares. Os pesquisadores esperam ser capazes de injetar diretamente esses folículos clonados no couro cabeludo. A clonagem é um processo extremamente complicado que envolve biologia celular, replicação celular e genética. Com relação à estrutura do cabelo, cada folículo contém uma série de células diferentes que se combinam para produzir um fio de cabelo. O ideal seria descobrir alguma maneira de desbloquear o DNA nessas células para usar isso como parte do processo de clonagem.

Outra técnica que poderá representar a cura da calvície é a terapia gênica. Sabemos que algumas pessoas herdam um gene para a calvície que é transmitido pela família. A terapia gênica poderia ser usada para modificar essa parte genética do folículo, tornando-o resistente a DHT.

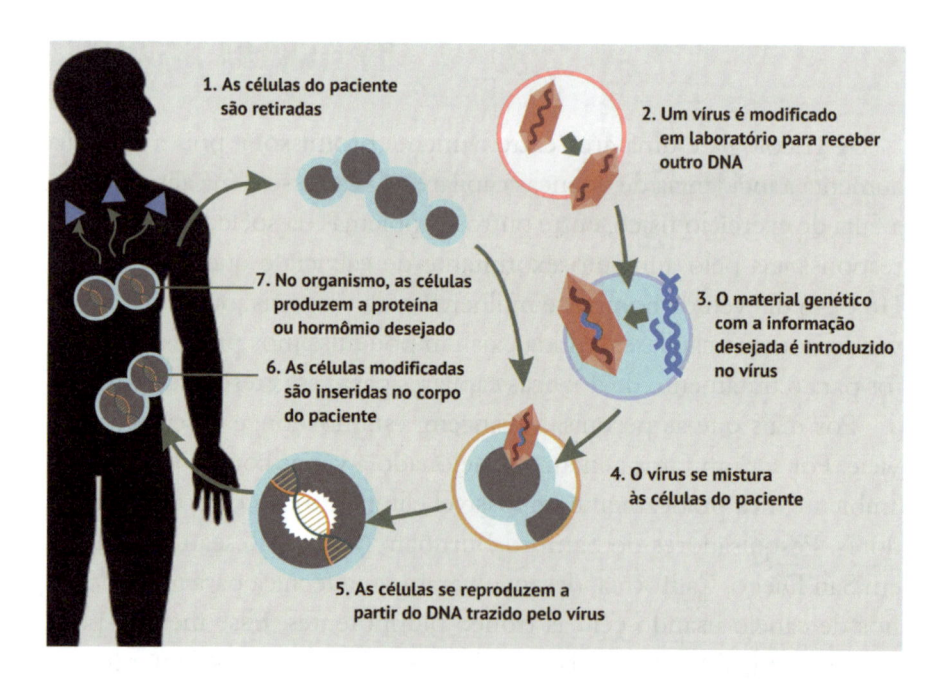

Pelo progresso dos estudos científicos, não vemos essas técnicas se popularizarem pelos próximos 20 ou 30 anos. Um fator impeditivo muito importante seria o custo. Para clonar um único fio de cabelo seriam necessários milhões de dólares, tornando impraticável produzir milhares de fios para ter uma boa densidade. Provavelmente esses tratamentos sigam uma trajetória semelhante à dos computadores; os primeiros desenvolvidos custavam milhões de dólares e eram semelhantes às calculadoras atuais. Com o desenvolvimento da tecnologia, os processadores ficaram muito mais potentes, a um preço muito mais baixo. Acredito que o primeiro fio de cabelo clonado terá um custo de 1 milhão de dólares, em torno de 2035, e, com o avanço da tecnologia, em 10 ou 15 anos, esse valor cairá para 10 dólares por folículo, tornando-se possível o transplante capilar por clonagem, representando o fim da calvície.

ÉTICA NA TRICOLOGIA

Como vimos, diversos tratamentos já foram propostos para a calvície e queda de cabelo, a maioria deles ineficaz. O paciente que busca tratamento de Tricologia já sofreu muito com falsas promessas e produtos ineficazes. Somente na última década a ciência desenvolveu tratamentos que realmente funcionam. O papel do tricologista é indicar somente o melhor para cada paciente.

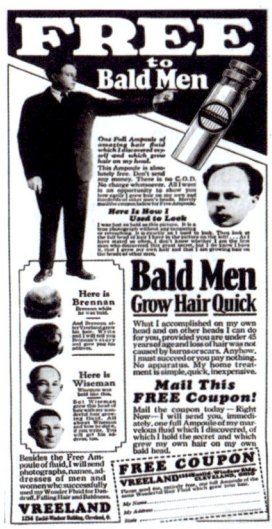

Aparelho de sucção e ampola vendidos nos Estados Unidos como a "cura da calvície"

Nunca o tricologista deve colocar o interesse econômico acima da saúde do paciente. Tratamentos de Tricologia podem durar anos e até décadas, e o maior bem de um tricologista é a confiança do paciente. Para isso, sempre deve agir com ética, de acordo com as últimas novidades científicas. Cada tratamento tem sua indicação e contraindicação, devendo ser orientado de acordo com o diagnóstico realizado. Os tratamentos capilares podem se encaixar em três categorias básicas:

- Tratamento clínico: envolve os tratamentos orais, tópicos e procedimentos, como laser, intradermoterapia, entre outros;
- Tratamento cirúrgico: transplante pela técnica FUT ou FUE;
- Tratamento paliativo e de camuflagem: próteses, perucas e apliques.

Todos eles têm suas indicações, e o tricologista deve orientar sempre de acordo com elas – nunca levando em consideração o aspecto financeiro. Um tricologista que busca sempre o bem do seu paciente, sem se preocupar com o aspecto financeiro, construirá uma sólida e frutífera carreira.

Muitos profissionais mal-intencionados indicam tratamentos ineficazes visando somente o lucro. Com isso, o paciente logo percebe que o tratamento não está dando resultado ou não é o mais adequado e nunca mais irá voltar. Se você diz a verdade a um paciente, orientando um tratamento correto, ele o indicará para os amigos e familiares. Por exemplo: muitos pacientes precisam de tratamento clínico, mas o médico quer realizar transplante capilar, pois é um procedimento muito mais caro e ele irá ganhar muito mais. Se o paciente fizer somente o transplante capilar sem o tratamento clínico, os fios não transplantados continuarão a cair e o resultado será insatisfatório dali a uns anos. Nesse caso, o correto é o tricologista indicar o tratamento clínico, mesmo sendo mais barato e ele ganhando menos, pois essa é a indicação do paciente. O contrário também é verdadeiro: um paciente com folículos mortos não pode recuperar o cabelo somente com tratamento clínico; deve realizar o transplante capilar como complemento. Dessa forma o tricologista não deve fazer que o paciente gaste dinheiro em um tratamento que certamente não trará bons resultados.

Gerenciar a expectativa do paciente também é um papel fundamental do tricologista que age com ética. Nunca criar falsas esperanças e fazer falsas promessas somente pelo dinheiro. É preciso tratar o paciente como se ele fosse uma pessoa querida de sua família, oferecendo-lhe toda a atenção necessária. Toda vez que receber um paciente em sua clínica ou salão, trate-o como se fosse uma visita de sua própria casa. Você verá que essas dicas farão toda a diferença ao longo da sua carreira!

Estudos científicos demonstram que médicos que realmente acreditam na cura da doença têm taxas muito maiores de sucesso. Isso gera mais confiança no paciente e aumenta expressivamente a adesão dele ao tratamento.

QUAL É A DIFERENÇA ENTRE TRICOLOGIA E DERMATOLOGIA?

A Dermatologia inclui o estudo da pele, do cabelo e das unhas e é realizada por médicos. A maior parte da prática dermatológica envolve a pele, que é o maior órgão do corpo. A Tricologia inclui o estudo do cabelo, couro cabeludo, sobrancelhas e cílios.

O dermatologista é o médico especializado em Dermatologia. O estudante precisa concluir 6 anos de graduação em Medicina para se especializar em Dermatologia por mais 3 anos. Devido à abrangência do treinamento do dermatologista, ele pode realizar o diagnóstico e tratamento de todos os tipos de problemas capilares, pois podem estar relacionados a doenças sistêmicas, como o lúpus. Ele pode também fazer biópsias (amostras de pele) do couro cabeludo para ajudar a diagnosticar as condições mais desafiadoras de queda de cabelo, além de prescrever medicamentos. Devido ao grande número de áreas da Dermatologia e à larga quantidade de doenças de pele, não são todos os dermatologistas que se especializam em Tricologia.

O TRICOLOGISTA É MÉDICO?

Afinal, o que é preciso para ser um tricologista? A Tricologia é uma ciência muito abrangente. As pessoas confundem médico tricologista com profissional tricologista. Um médico tricologista se forma em Medicina, que tem duração de 6 anos, e se especializa na área capilar.

Porém, não é somente um médico que pode ser um tricologista. A Tricologia pode ser estudada por um profissional que atue na área de saúde ou bem-estar, como barbeiro, cabeleireiro, visagista, esteticista, químico, biomédico, biólogo, nutricionista, farmacêutico etc.

Cada um atua em sua área; um barbeiro tricologista, por exemplo, orienta seu cliente sobre os problemas capilares ou na barba e é capaz de realizar tratamentos tópicos para recuperá-la e deixá-la mais cheia e sem falhas.

Então você, que já tem formação na área de saúde ou bem-estar, também pode se tornar um tricologista; não precisa ser médico para se especializar nesse tema. Para ser tricologista você precisa ter formação completa na área, estudando anatomia, fisiologia, química, nutrição capilar, patologia etc.

O QUE FAZ UM TRICOLOGISTA?

Alguns tricologistas fornecem aos pacientes produtos para o cabelo e couro cabeludo, como xampus e condicionadores como parte do processo de tratamento. Eles também fornecem informações, conselhos práticos e orientações sobre a saúde do cabelo e do couro cabeludo. Podem oferecer conselhos sobre como camuflar a queda de cabelo com produtos cosméticos e colocar extensões e perucas. Alguns oferecem micropigmentação do couro cabeludo.

O tricologista atua diretamente na saúde capilar. Ele ajuda a encontrar soluções para vários tipos de problemas capilares, como queda e quebra de cabelo, infecções, caspas e complicações no couro cabeludo.

O tricologista faz uma anamnese focada nas doenças do couro cabeludo e da barba. Como a saúde capilar está muito ligada à saúde geral, essa anamnese é bastante abrangente e traz benefícios para toda a saúde do cliente. O tricologista usa um microscópio digital, chamado tricoscópio, para analisar o couro cabeludo e auxiliar na identificação de doenças. Com o diagnóstico correto, o tricologista realiza o tratamento, o qual pode ser feito com produtos por via oral ou tópicos, procedimentos de laser, microagulhamento, dentre outros, de acordo com o Conselho Profissional.

Certos procedimentos só podem ser realizados pelo tricologista com autorização do seu Conselho Profissional, como injeções e prescrição de vitaminas. Ao contrário de cabeleireiros, terapeutas e esteticistas, o médico tricologista pode solicitar exames de sangue e realizar procedimentos como biópsia do couro cabeludo, além de tratar casos de queda pós-quimioterapia ou doenças autoimunes.

QUAL É A DIFERENÇA ENTRE TRICOLOGISTA E CABELEIREIRO?

O papel do cabeleireiro é focado na estética, como cortar e colorir o cabelo. Já o tricologista trata as diversas doenças relacionadas ao cabelo e couro cabeludo. Muitos tricologistas têm formação em cabeleireiro, e a Tricologia pode ser uma forma de complementar ainda mais o atendimento.

> **GERENCIAR A EXPECTATIVA DO PACIENTE TAMBÉM É UM PAPEL FUNDAMENTAL DO TRICOLOGISTA QUE AGE COM ÉTICA.**

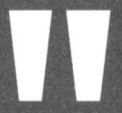

CAPÍTULO 2

ANATOMIA DO CABELO E COURO CABELUDO

ENTENDA A FUNDO AS ESTRUTURAS CAPILARES PARA DEPOIS COMPREENDER AS DOENÇAS TRICOLÓGICAS.

VISÃO GERAL

A pele é o maior sistema do corpo em termos de área de superfície. Ela mantém substâncias químicas e nutrientes vitais no corpo, ao mesmo tempo que fornece uma barreira contra a entrada de substâncias perigosas e proteção contra os efeitos nocivos da radiação ultravioleta emitida pelo sol. Aqui você aprenderá sobre as estruturas que compreendem a pele e seu apêndice, o cabelo, e começará a compreender como essas estruturas funcionam juntas para atender às necessidades corporais.

A pele é responsável por proteção, regulação de temperatura, remoção de toxinas, caracterização do indivíduo e a detecção de informações sobre o ambiente externo. Para entendermos o folículo capilar, primeiro precisamos entender o órgão em que ele está situado e suas camadas.

INTRODUÇÃO À PELE

A pele representa o contato direto do meio externo com o corpo humano. Muito da proteção do corpo e a comunicação externa é fornecido por essa estrutura. Os tecidos da pele formam três camadas distintas: a epiderme, a derme e camadas subcutâneas (ou gordurosas). A pele é o maior e mais pesado órgão do corpo humano: cobre entre 1,5 e 2 m e contribui com 1/6 (mais de 15%) do peso corporal total. Dentro dessas camadas existem muitas estruturas diferentes, incluindo vasos sanguíneos (artérias e veias), glândulas, receptores sensoriais (dor, calor, pressão) e nervos. Englobados dentro da derme e epiderme, há três anexos que precisamos saber: cabelo, glândulas sudoríparas e glândulas sebáceas.

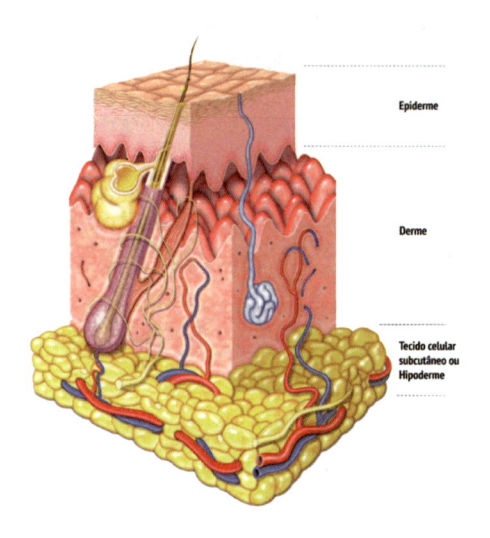

FUNÇÕES DA PELE E COURO CABELUDO

- **TATO:** por meio da pele, sentimos os estímulos externos do meio ambiente. Há várias terminações nervosas diferentes que detectam pressão, toque, calor, frio e traumas na pele. O couro cabeludo é uma das regiões com maior quantidade de terminações nervosas de todo o corpo humano, além de possuir grande vascularização – por isso que um corte nessa região causa tanto sangramento.
- **PRODUÇÃO DE VITAMINA D:** a vitamina D3 é produzida na pele quando o UVB reage com 7-deidrocolesterol. Vamos ver que a vitamina D é fundamental para o crescimento do cabelo e a redução de doenças autoimunes. É importante observar que os raios UVB do sol não podem penetrar pelas janelas em alguns casos. Dessa forma, pessoas que trabalham com janelas ensolaradas ainda têm tendência à deficiência de vitamina D. O meio-dia, especialmente durante o verão, é a melhor época para

obter luz solar. É quando o sol está em seu ponto mais alto e seus raios UVB são mais intensos. Isso significa que você precisa de menos tempo ao sol para produzir vitamina D suficiente. Muitos estudos também mostram que o corpo é mais eficiente na produção de vitamina D ao meio-dia. Um estudo descobriu que 30 minutos de exposição ao sol do meio-dia de verão foi equivalente a consumir de 10.000 a 20.000 UI de vitamina D. Não só ingeri-la por volta do meio-dia é mais eficiente, como também pode ser mais seguro do que tomar sol no final do dia. Um estudo descobriu que a exposição ao sol à tarde pode aumentar o risco de câncer de pele devido ao tipo de radiação. A melanina da pele age como barreira natural contra a radiação ultravioleta; estudos estimam que pessoas de pele mais escura podem precisar de 30 minutos a 3 horas a mais para obter vitamina D suficiente, em comparação com pessoas de pele mais clara. Esse é um dos principais motivos pelos quais pessoas de pele mais escura apresentam maior risco de deficiência dessa vitamina. Os filtros solares contêm substâncias que bloqueiam os raios UVB, e isso pode impedir a produção de vitamina D. Alguns estudos estimam que o filtro solar de FPS 30 ou mais reduz a produção no corpo em cerca de 95-98%. A questão da vitamina D ainda é muito controversa; diversos dermatologistas são contra a exposição solar, devido ao risco de câncer de pele, e orientam reposição via oral, enquanto outros médicos orientam a exposição para melhorar o nível desta vitamina.

- **PROTEÇÃO:** as células possuem receptores que detectam quaisquer organismos (fungos, bactérias e vírus) que podem causar danos ao corpo. Uma pele saudável deve identificar corretamente os "invasores" e as substâncias não ameaçadoras ou do próprio corpo. Quando uma pessoa desenvolve dermatite alérgica, a pele e o couro cabeludo detectam erroneamente a tintura ou qualquer outra substância como um "invasor", desencadeando a reação. Essas células fazem parte do sistema imunológico inato, que trabalha com o sistema imunológico adaptativo para proteger o corpo contra doenças. A pele também evita a perda de fluidos do corpo e representa uma barreira seletiva de água, protegendo contra impactos mecânicos e agentes químicos. Pessoas com maior quantidade de gordura subcutânea têm proteção mecânica maior, assim como resistem melhor ao frio, devido ao fato de a gordura ser um excelente isolante térmico.

- **REGULAÇÃO DA TEMPERATURA CORPORAL:** o corpo regula a temperatura por meio das glândulas sudoríparas, que produzem suor para esfriá-lo. Em temperaturas elevadas, o suor é produzido chegando à superfície da pele, onde absorve o calor e evapora, resfriando a temperatura. Também temos músculos eretores do pelo em cada folículo capilar. Quando está frio, esses pequenos músculos se contraem, criando uma camada de ar que controla a temperatura. Quando sentimos um "arrepio", são os músculos eretores do pelo se contraindo.
- **CONTROLE DA MICROBIOTA:** nossa pele e nosso couro cabeludo normalmente são recobertos por microrganismos benéficos e maléficos. O equilíbrio entre eles determinará se uma pele é saudável ou não. Muitas infecções de pele e couro cabeludo são causadas por organismos que sempre estiveram presentes na pele e, quando encontram uma porta aberta ou queda de imunidade, conseguem se desenvolver. O pH da pele é de cerca de 5,5, e nesse pH as bactérias são mantidas sob controle. Distúrbios de pH podem levar a aumento da população de fungos e bactérias patogênicas. As células da pele também produzem substâncias que combatem organismos invasores. Não é possível deixar a pele ou couro cabeludo 100% livre de microrganismos, pois isso geraria um distúrbio da microbiota normal.

A EPIDERME

A camada mais externa da pele, a epiderme, em geral é composta por quatro camadas de células. Dependendo da região do corpo, a pele pode ter algumas alterações nessa camada para se adaptar à função. Epi significa "em cima de", portanto epiderme significa "em cima da derme".

A camada chamada estrato lúcido está presente nas palmas das mãos e plantas dos pés e confere proteção a essas áreas. Pessoas que têm o hábito de andar descalças desenvolvem essa camada de maneira mais espessa, deixando a região mais protegida. O estrato germinativo fica mais ao fundo dessa camada e produz células que sobem em direção à superfície da pele, compondo a epiderme. O estrato germinativo é a "fábrica" de novas células. À medida que se movem do estrato germinativo para a camada superior, o estrato córneo, as células mudam, ficando queratinizadas (queratina é uma proteína que garante resistência à pele). Esse processo é chamado de queratinização e ocorre constantemente ao longo da vida, em um ciclo que dura em torno de 28 dias. À medida que envelhecemos, esse ciclo fica cada vez mais prolongado. É por isso que a pele do idoso não tem tanto brilho. Cerca de 20% da proteína que ingerimos é destinada à renovação da pele. A epiderme é composta de células mortas, que são células que perderam seus núcleos, ribossomos, mitocôndrias, entre outros. É por isso que o cabelo externo é definido como algo morto.

Leva cerca de 28 dias para as células viajarem da base do epiderme ao estrato córneo. Nas doenças que produzem descamação, como psoríase e dermatite seborreica, as células se movem para a superfície da pele em um ritmo muito mais rápido, o que também causa prurido (coceira) e inflamação.

Cada camada da epiderme está em um estágio diferente de desenvolvimento. Essa mudança da forma das células é denominada diferenciação.

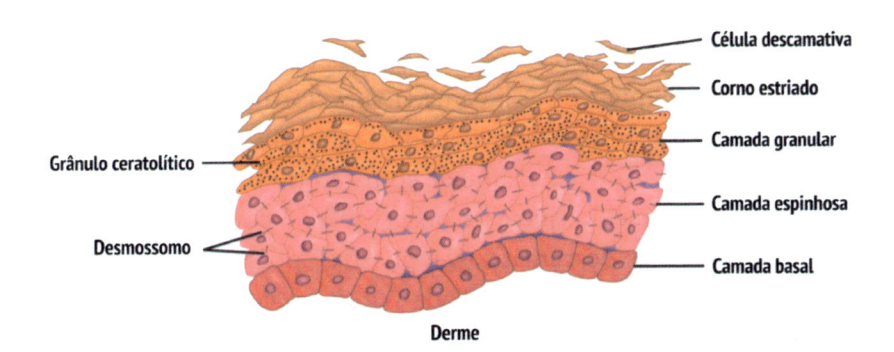

Quando as células realizam mitose (processo de divisão celular), partem do estrato germinativo e migram em direção à superfície da pele. Elas começam a se diferenciar (mudança do formato da célula). No estrato espinhoso, as células ficam com uma forma irregular, começando o achatamento. As células achatadas são ligadas por estruturas chamadas de desmossomos. Imagine a pele como se fosse uma calçada de lajotas; o rejunte seriam os desmossomos.

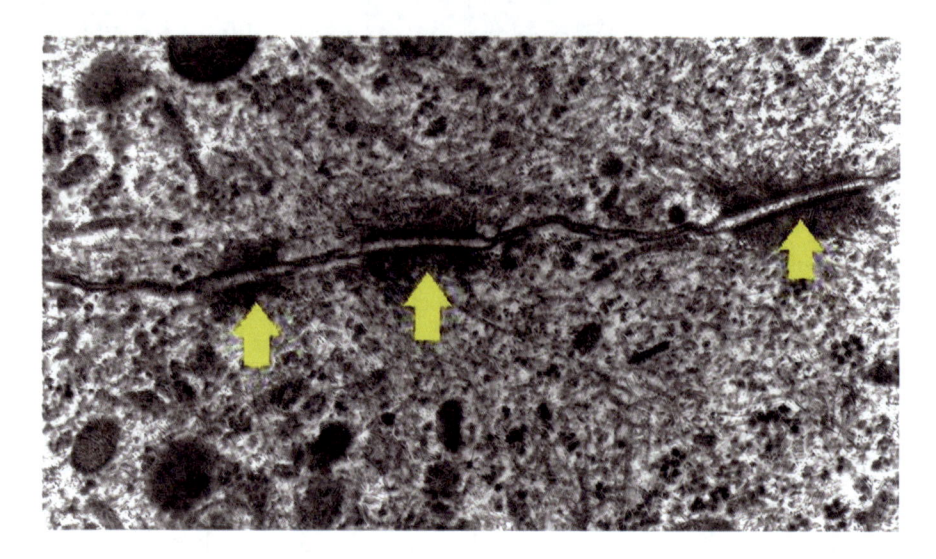

Essas células produzem queratina e lipídios que formam a matriz extracelular, a qual fornece força e elasticidade para a pele. A matriz é responsável por unir as células, formando uma camada muito firme e resistente. Pessoas com problemas de dermatite atópica têm deficiência na produção desses lipídios e substâncias que conectam uma célula à outra. Isso pode causar ressecamento e hipersensibilidade do couro cabeludo.

O estrato granuloso consiste em algumas camadas de células que ainda contêm seus núcleos. Na camada superior desse estrato as células já começaram a degenerar, tornando-se a próxima camada, o estrato córneo. Quando você examinar com seu tricoscópio eletrônico, saberá que todo o tecido que está observando é considerado morto. Em algumas doenças descamativas, é possível, por meio do tricoscópio, ver esse processo na prática. Toda vez que o couro cabeludo está inflamado, ele acelera esse processo que você acaba de aprender, com o intuito de proteção. Isso pode ocorrer inclusive com tinturas e excesso de instrumentos térmicos. Banhos muito quentes e demorados também aceleram esse processo que você aprendeu agora, causando mais descamação e inflamação no couro cabeludo.

A camada mais externa, chamada de estrato córneo, consiste em várias camadas de células mortas achatadas, firmemente ligadas. Essa cobertura é a camada mais espessa da epiderme e fornece uma barreira protetora contra o meio externo. Por serem mortas, as células não possuem núcleo ou citoplasma, mas grande quantidade de queratina. A queratina tem as ligações dissulfeto, que dão firmeza à pele, ao cabelo e às unhas. Para você ter uma ideia da força da queratina, pense nos chifres dos animais, também constituídos desse componente.

Agora você entende que as "casquinhas" que caem do couro cabeludo nada mais são do que as células dessa camada mais externa do estrato córneo, constantemente eliminadas. Essa perda é compensada pela produção contínua de células pela camada mais embaixo, o estrato germinativo.

A DERME

É muito comum ouvirmos falar sobre o colágeno, que o colágeno é bom para a pele, que ele combate o envelhecimento. O que precisamos saber é que o colágeno está presente de maneira abundante nessa camada. A derme é composta por tecido conjuntivo contendo proteínas como colágeno, elastina e reticulina. Os fibroblastos que estão nessa camada são responsáveis pela produção dos precursores do colágeno, reticulina e fibras de elastina. Uma pele jovem contém grande quantidade de colágeno, e, com o passar dos anos, essa produção é reduzida, sendo uma das causas do envelhecimento. Sol excessivo no couro cabeludo, principalmente em clientes calvos, leva a destruição dessas fibras colágenas, acelerando o envelhecimento do couro cabeludo.

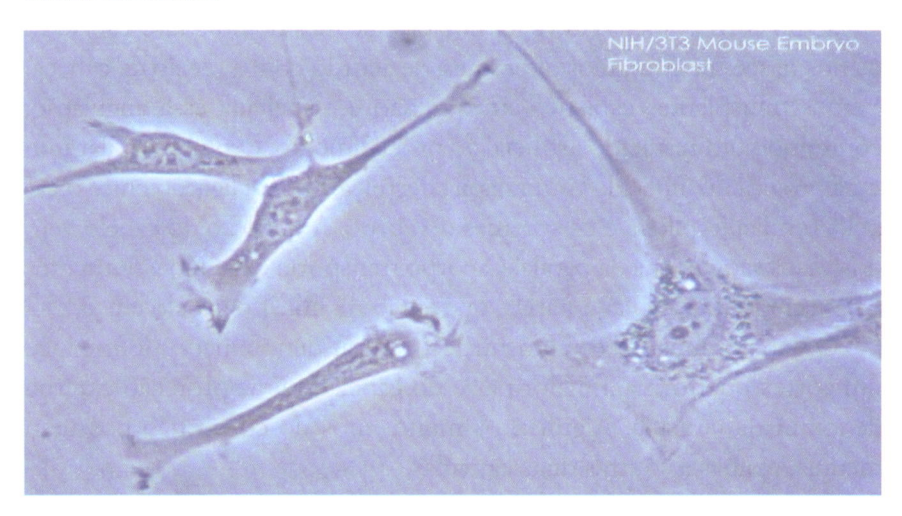

A camada papilar da derme está localizada diretamente abaixo da epiderme e consiste em fibras de colágeno, reticulina e elastina. Essas papilas contêm alças de capilares sanguíneos e terminações nervosas sensoriais. Os anexos da pele que penetram a derme e perfuram a camada reticular (a camada da derme abaixo da camada papilar) são acompanhados pela camada papilar em todo o seu comprimento. Por exemplo, a camada papilar forma a bainha de tecido conjuntivo ao redor dos folículos capilares.

OS ANEXOS DA PELE

O cabelo, as unhas, as glândulas sudoríparas e as glândulas sebáceas são chamados de apêndices da pele.

O ser humano tem em torno de 5 milhões de folículos por todo o corpo, 120 mil deles no couro cabeludo. Embora o homem moderno pareça ser uma das espécies menos peludas da natureza, a maioria dos humanos tem o corpo coberto por pelos. São pelos microscópicos, mas estão presentes. Essa estrutura surge antes do nascimento e se mantém ao longo da vida em um processo contínuo. Cada folículo em que um fio de cabelo cresce passa por um ciclo repetitivo de crescimento e degeneração, e cada folículo tem seu próprio ciclo independente.

Os folículos capilares são uniformemente distribuídos pela superfície do corpo, excluindo as palmas das mãos e as solas dos pés. Cada fio de cabelo tem um ângulo específico em relação à superfície, dependendo da região do corpo. Você já deve ter notado que mesmo no couro cabeludo os fios nascem em ângulos diferentes, de acordo com a região da cabeça. Vemos transplantes capilares em que não é respeitada essa angulação, conferindo um resultado artificial ao procedimento. O bulbo capilar tem uma projeção conhecida como papila dérmica, que é a ligação entre o cabelo, o folículo piloso e os sistemas do corpo. A nutrição do cabelo vem dos vasos sanguíneos da papila. O corpo transporta oxigênio e nutrientes pelas artérias até chegar à papila, que então irá nutrir o cabelo em si.

O cabelo consiste em um núcleo central denominado de medula, um córtex que forma a maior parte do cabelo, e uma proteção externa denominada cutícula. Alguns fios muito finos do corpo não possuem medula, apenas as outras duas camadas.

AS GLÂNDULAS SEBÁCEAS

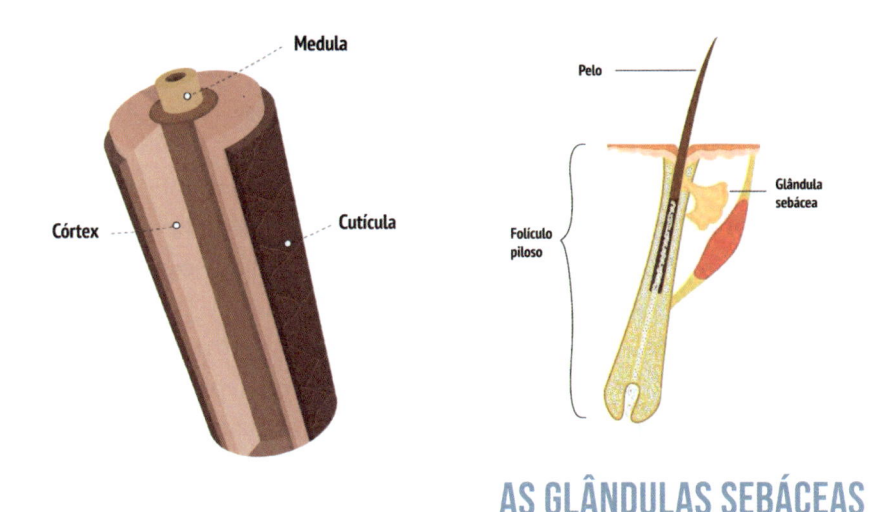

O couro cabeludo é uma das regiões do corpo que mais possuem glândulas sebáceas. Pessoas que têm o couro cabeludo muito oleoso têm a glândula sebácea bastante ativa. Algumas pessoas chegam a ter tanto sebo e oleosidade que formam "espinhas" no couro cabeludo – você já deve ter visto isso na prática. As glândulas sebáceas produzem sebo, depositado no cabelo na parte superior do folículo piloso e então trazido à superfície da pele. Temos aproximadamente 400 a 900 glândulas sebáceas por cm2. O sebo ajuda a controlar a perda de umidade da epiderme e regula o pH da pele. Também ajuda a proteger a pele de infecções fúngicas e bacterianas.

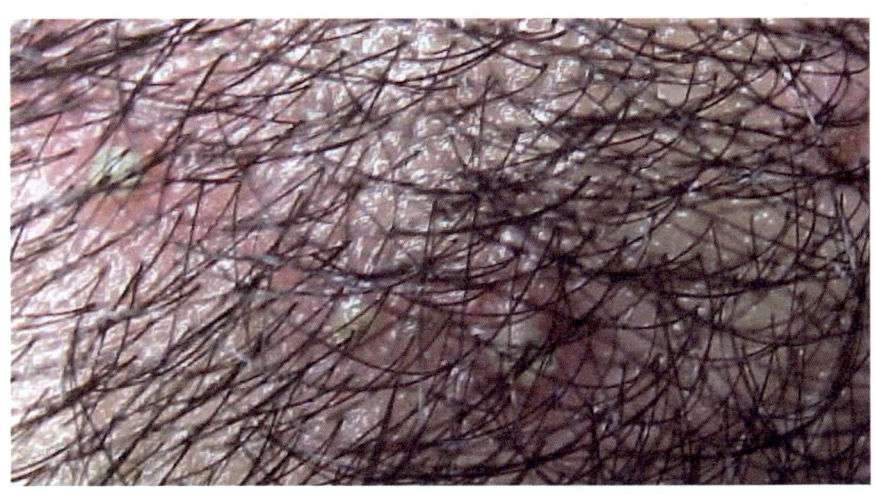

O tamanho das glândulas sebáceas é regulado por hormônios, por isso o uso de anabolizantes aumenta as glândulas sebáceas e a produção de sebo. Dessa forma, os anabolizantes pioram quadros de acne (espinhas) nos usuários.

Pessoas com couro cabeludo muito oleoso podem ter grandes benefícios com o tratamento do tricologista. A oleosidade e o sebo em excesso retêm o hormônio DHT, que causa a queda de cabelo, por isso é sempre importante manter o couro cabeludo limpo e livre de excesso de oleosidade. Sebo em excesso também pode servir de alimento para fungos e bactérias que habitam o couro cabeludo, piorando doenças inflamatórias e descamativas como psoríase e dermatite seborreica.

É importante salientar que pessoas com excesso de oleosidade no cabelo podem não conseguir reduzir esse problema somente com tratamentos tópicos (xampus e tônicos), necessitando de medicação via oral, como antibióticos e isotretinoína (conhecido como Roacutan®). Alguns casos só irão reduzir a oleosidade de maneira efetiva com o tratamento feito por via oral.

O pH natural da pele é de cerca de 5,5, variando entre 4,2 e 6,5, o que impede o crescimento bacteriano. Vamos ver, no capítulo sobre doenças do couro cabeludo, que algumas doenças só ocorrem em crianças, devido ao pH da pele.

BACTÉRIAS DO COURO CABELUDO

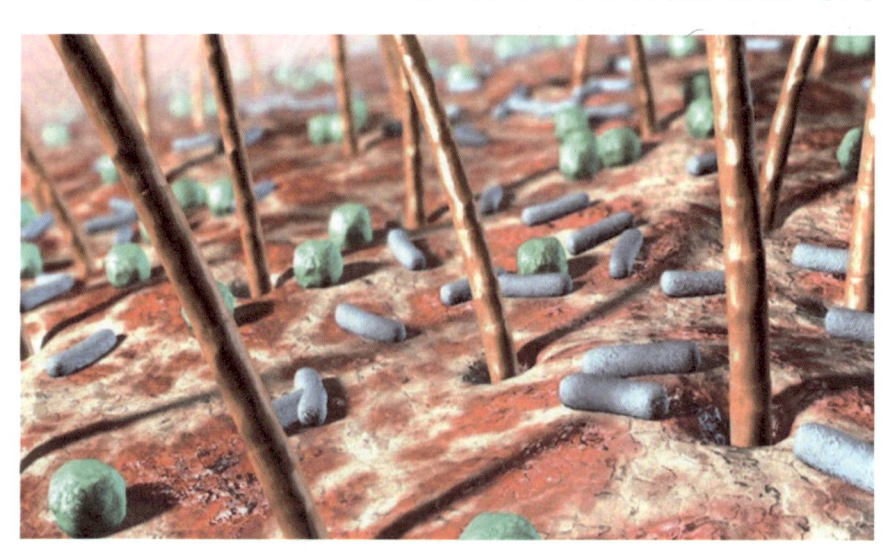

No couro cabeludo encontramos uma infinidade de microrganismos. Tendemos a pensar que, quando temos bactérias ou fungos no couro cabeludo, necessariamente causarão uma infecção, mas isso não é verdade. Temos mais bactérias em nosso corpo do que células, e esses microrganismos só causarão alguma doença quando a barreira de proteção do corpo for quebrada.

A microbiota normal do couro cabeludo pode ser dividida em dois tipos: residente e transitória. A microbiota residente são aqueles organismos sempre encontrados na pele, capazes de sobreviver e multiplicar, enquanto a microbiota transitória são os organismos que vêm do meio ambiente para o couro cabeludo. A coloração de Gram é um dos métodos de coloração mais utilizados para distinguir as chamadas bactérias Gram positivas das bactérias Gram negativas. As Gram positivas retêm o corante violeta de cristal.

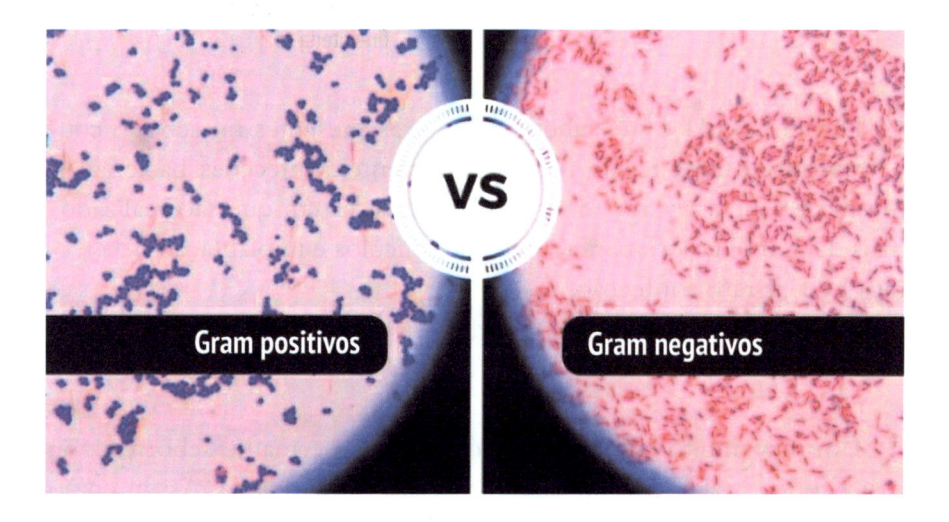

A maioria da microbiota residente é de organismos Gram positivos e inclui o tipo bastonete *Propionibacterium acnes*. Algumas dessas bactérias são lipofílicas (requerem sebo), enquanto outras são não lipofílicas. A bactéria *Propionibacterium acnes* está presente normalmente no couro cabeludo, o que não é indicativo de doença, mas sim as condições que irão desencadear a infecção. O *Staphylococcus albus* é normalmente encontrado na pele, mas o *Staphylococcus aureus* associado a espinhas e furúnculos tende a colonizar o nariz em vez de pele exposta.

PRINCIPAIS PATÓGENOS

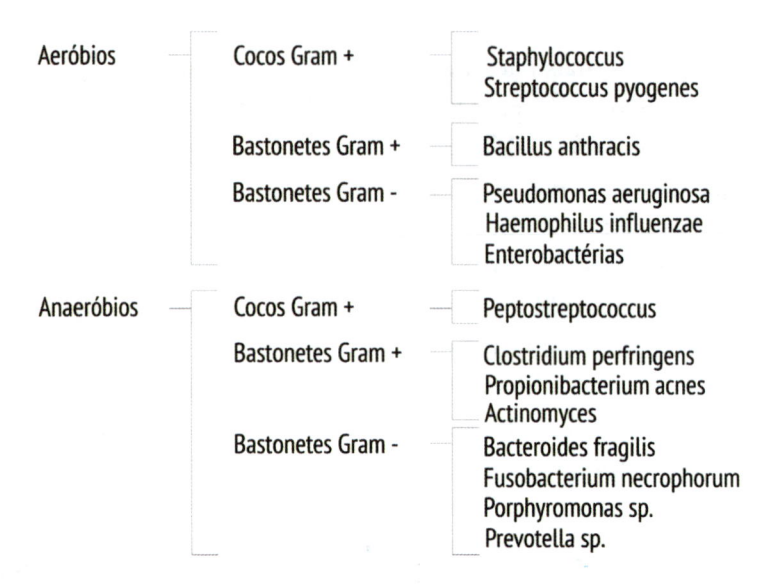

- **Aeróbios**
  - Cocos Gram +
    - Staphylococcus
    - Streptococcus pyogenes
  - Bastonetes Gram +
    - Bacillus anthracis
  - Bastonetes Gram -
    - Pseudomonas aeruginosa
    - Haemophilus influenzae
    - Enterobactérias
- **Anaeróbios**
  - Cocos Gram +
    - Peptostreptococcus
  - Bastonetes Gram +
    - Clostridium perfringens
    - Propionibacterium acnes
    - Actinomyces
  - Bastonetes Gram -
    - Bacteroides fragilis
    - Fusobacterium necrophorum
    - Porphyromonas sp.
    - Prevotella sp.

Devido ao pH e substâncias protetoras presentes no sebo, o couro cabeludo é uma região bastante resistente a infecções bacterianas. Mesmo em uma cirurgia de transplante capilar em que são realizados mais de 8 mil incisões para retirada de folículos e implantação pela técnica FUE, é raro a infecção.

FUNGOS NO COURO CABELUDO

Um mito muito comum é acreditar que a dermatite seborreica ou caspa foi contraída em um salão de beleza ou barbearia. Assim como a microbiota bacteriana, o couro cabeludo apresenta uma microbiota de fungos envolvendo organismos presentes normalmente nessa região sem causar danos.

O fungo chamado *Malassezia globosa* é encontrado em áreas bem supridas de glândulas sebáceas, muito comumente encontrado no rosto e couro cabeludo, mas também possível nas costas e na parte superior dos membros. Está associado à caspa e problemas sebáceos. Importante salientar que só a presença do fungo não constitui a doença; são necessários outros fatores para o desenvolvimento da patologia. Pessoas que têm predisposição genética apresentam inflamação do couro cabeludo e rápida multiplicação das camadas mais superficiais, criando o ambiente perfeito à proliferação da doença.

Apesar de serem contagiosas, doenças como *tinea capitis* só se manifestam em crianças ou pessoas com o sistema imune comprometido, como pessoas com AIDS ou transplantados renais. Novamente, a presença do fungo por si só não causa a doença, mas sim as condições ideais para que ele se desenvolva.

FOLÍCULO PILOSO

Como tricologista você precisa conhecer a fundo essa estrutura que será a base do seu trabalho. Os folículos capilares são distribuídos por toda a superfície da pele, exceto nas palmas das mãos e solas dos pés. Nas regiões do corpo onde aparentemente não temos pelos, eles são invisíveis a olho nu e não têm todas as camadas. Cada fio de cabelo emerge do folículo piloso em um ângulo específico em relação à superfície da pele. Esse ângulo varia de acordo com a região e precisa ser respeitado na cirurgia de transplante capilar, para o alcance de resultados com naturalidade.

Uma estrutura chamada bulbo, na base do folículo piloso, produz o cabelo e os folículos capilares. O cabelo do couro cabeludo cresce cerca de 0,35 mm por dia, enquanto os pelos da barba crescem cerca de 0,27 mm por dia. A taxa de crescimento capilar varia de acordo com vários fatores, como etnia, grau de nutrição e equilíbrio hormonal. Um estudo de 2005 publicado na revista International Journal of Dermatology encontrou diferença entre as raças na taxa de crescimento do cabelo. Por exemplo, o cabelo asiático cresce mais rápido, enquanto o cabelo africano cresce mais devagar. A taxa média de crescimento do cabelo das participantes asiáticas era de quase 15 cm por ano. Comparativamente, o cabelo das participantes africanas cresceu 10 cm por ano, enquanto o cabelo das participantes mulheres europeias cresceu um pouco mais de 13 cm por ano. A taxa de crescimento do cabelo dos participantes do sexo masculino não diferiu significativamente da encontrada para as mulheres. Os pesquisadores também acham que o cabelo cresce mais rápido no verão devido a mudanças na dieta (comer mais frutas e vegetais), bem como a mudanças nos hormônios e maior exposição à radiação ultravioleta (UV).

Atualmente não existem maneiras de aumentar a quantidade de folículos, por isso é importante realizar o tratamento de doenças capilares o mais precoce possível, para que os folículos não sejam destruídos.

O período de crescimento do cabelo é denominado fase anágena e é seguido por um curto período de transição, chamado fase catágena. A fase de queda chama-se telógena. Durante a fase catágena, a atividade mitótica do bulbo capilar cessa.

Na fase telógena para anágena, o novo bulbo capilar empurra o cabelo do couro cabeludo, caso já não tenha sido removido por pentear, escovar, lavar etc. Essa fase chama-se *kenogen*, que representa o estágio em que o folículo está vazio e pode estar aumentado em várias doenças, como alopecia androgenética. Por isso, lavar o cabelo todo dia não causa queda; o cabelo que já estava em fase telógena cairia normalmente.

Ao nascer, a maioria dos folículos capilares do couro cabeludo está no estágio anágeno. Eles se convertem em fases catágenas e telógenas nas primeiras semanas de vida. Depois disso, um padrão de crescimento do cabelo se desenvolve, em que cada folículo capilar desenvolve o próprio ciclo, independente de crescimento, de modo que normalmente não perdemos todo o nosso cabelo ao mesmo tempo. Perdemos cabelo continuamente, porém ele é substituído por novos fios. Normalmente cerca de 70 a 80 fios de cabelos caem por dia.

Em condições normais, cerca de 85% dos cabelos do couro cabeludo adulto estão na fase anágena, cerca de 1% na fase catágena e cerca de 14% na fase telógena (essa proporção pode variar de acordo com a literatura usada). A fase anágena dura em média cerca de 4 anos, período em que um cabelo totalmente saudável deve crescer em torno de 60-72 cm. A fase catágena dura cerca de uma semana, e a fase telógena, cerca de 3 meses. O cabelo normalmente cai do couro cabeludo na fase telógena. Nesse caso, você pode ver uma ponta branca na ponta do bulbo dos cabelos que saem naturalmente.

Fios dos cílios, sobrancelhas e pelos pubianos e axilares têm uma fase anágena muito mais curta, e a fase telógena permanece por cerca de 3 meses. Por isso os outros pelos do corpo nunca crescem a ponto de ficarem tão compridos como o cabelo.

O folículo capilar está ligado às fibras do músculo eretor do pelo, que se estendem em um ângulo da superfície da derme até a protuberância na lateral do folículo piloso, abaixo do nível da glândula sebácea. Esses músculos, controlados pelo sistema nervoso simpático, contraem sob estresse para puxar o cabelo para a vertical. Isso ocorre quando estamos com frio, formando uma pequena camada de ar que retém o calor. Quando sentimos "arrepios", nada mais é do que um conjunto de músculos eretores do pelo se contraindo.

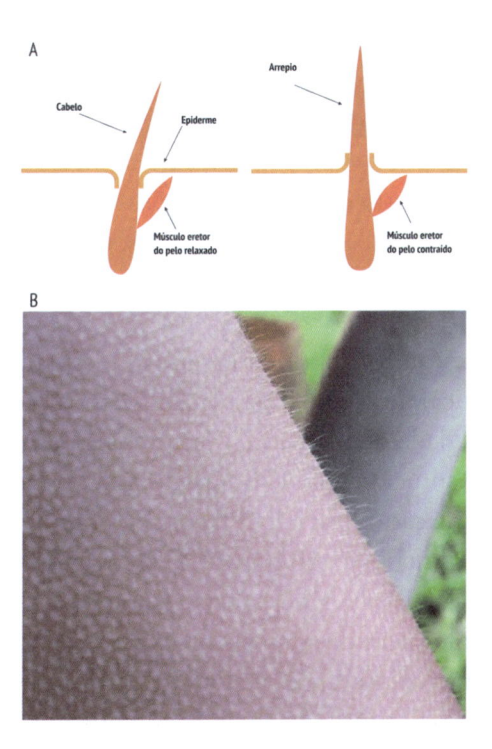

O BULBO DO CABELO

Em Tricologia, precisamos diferenciar o folículo do fio de cabelo. Um folículo é capaz de originar de 1 a 5 fios de cabelo, dependendo da região do couro cabeludo. A região frontal geralmente tem folículos de 1 ou 2 fios, enquanto a região occipital (da nuca) tem folículos entre 2 e 3 fios. O número de folículos capilares é o mesmo, independentemente do sexo ou fototipo.

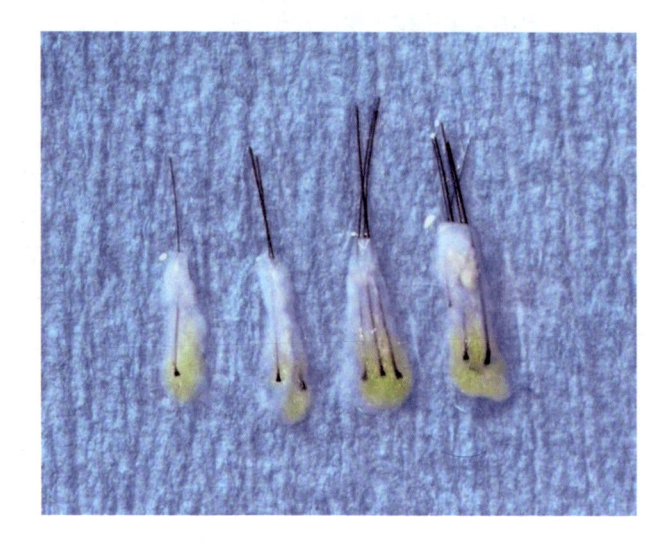

Folículos extraídos durante uma cirurgia pela técnica FUE. Da esquerda para a direita: folículo com 1 fio, 2 fios, 3 fios e 4 fios

O tipo de pele (ou fototipo) da escala de Fitzpatrick descreve uma maneira de classificar a pele por sua reação à exposição à luz solar. Isso depende da quantidade de pigmento melanina na pele, o que é determinado pela cor constitucional (pele branca, parda ou negra) e pelo efeito da exposição à radiação ultravioleta (bronzeamento). A pele pálida ou branca queima facilmente e não bronzeia, precisando de mais proteção contra a exposição ao sol. A pele mais escura queima menos e bronzeia mais facilmente, além de ser mais propensa a desenvolver hiperpigmentação pós-inflamatória após qualquer tipo de agressão. O fototipo de pele de Fitzpatrick é uma característica constitucional presente ao nascimento.

Um folículo capilar não pode se regenerar se a papila estiver destruída. O bulbo capilar é o centro de germinação celular do cabelo e do folículo capilar e está localizado na base do folículo piloso. A divisão celular (mitose) ocorre no bulbo capilar.

O bulbo do cabelo é dividido em duas regiões diferentes.

Primeiramente há a região inferior, denominada matriz germinativa, em cuja fase anágena as células estão em constante atividade mitótica ou divisão celular.

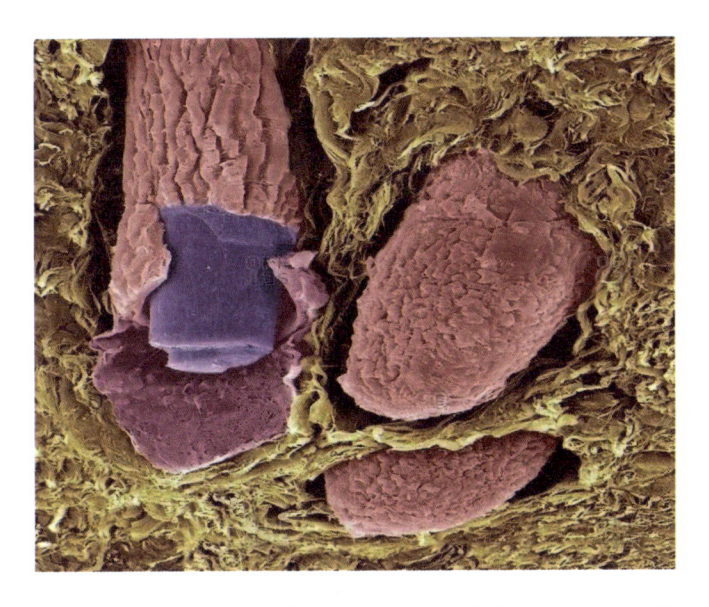

Inicialmente, quando são formadas, as células têm uma forma vertical alongada.

No nível superior do bulbo, as células tornam-se maiores e adquirem o pigmento dos melanócitos, que são as células responsáveis em produzir melanina. É o pigmento que dá cor à pele e aos cabelos.

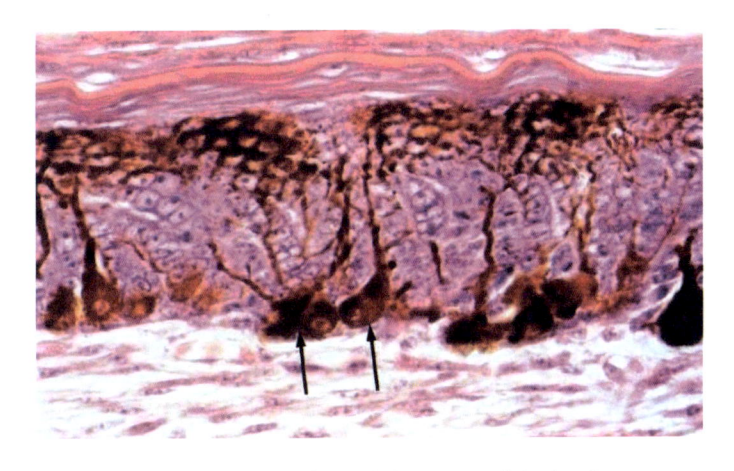

Melanócito distribuindo a melanina entre as células da pele

A fibra capilar produzida pelo bulbo capilar pode assumir diversas formas, como macia, longa, curta, espessa, pigmentada ou branca. Mesmo dentro de uma única região, os cabelos podem variar em comprimento, textura ou cor. Os cabelos podem ser ondulados ou lisos e ter grandes variações de diâmetro e forma. A genética, é claro, determina todos esses fatores. Com o passar da idade, é comum ocorrer a alteração da formação do cabelo – um cabelo que era liso tornar-se ondulado e vice-versa. Algumas doenças podem alterar a textura, como sinal inicial. Essa mudança do padrão do cabelo, de liso para ondulado, em inglês chama-se *kinking*. Pessoas que notam que o cabelo está ficando mais ondulado podem ter, futuramente, alopecia androgenética.

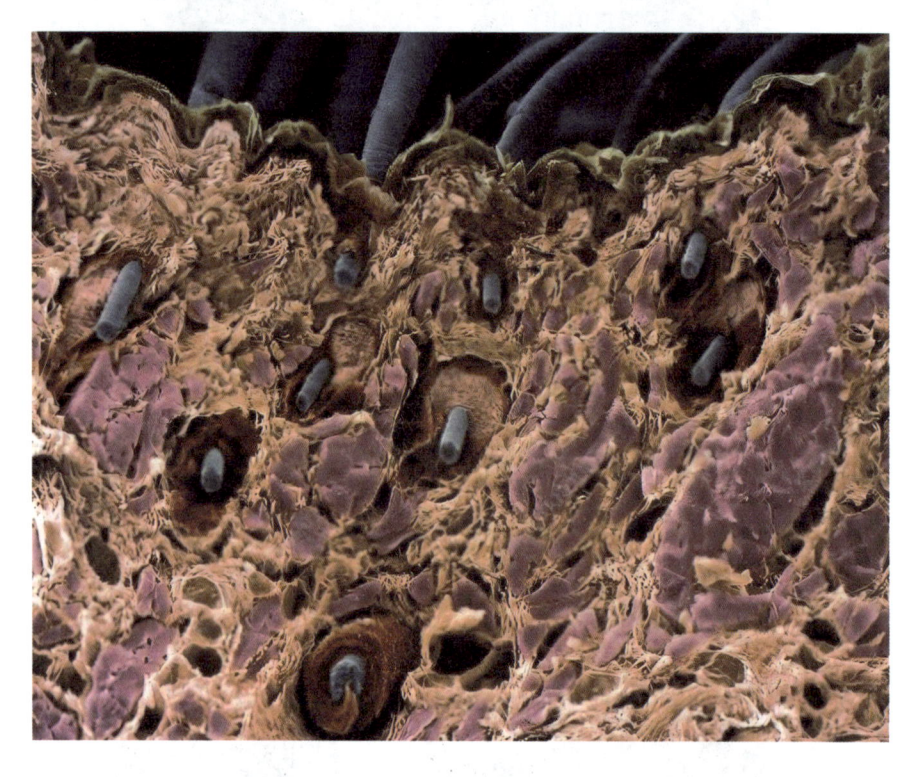

Os cabelos são compostos por uma cutícula na parte externa, uma medula no centro e um córtex entre ambos. A porção do cabelo acima da superfície da pele é conhecida como a haste do cabelo. A medula pode não estar presente em todos os fios de cabelo, principalmente nos mais finos. A medula tem função, nos pelos dos animais, como isolante térmico por ter um grande espaço vazio ondulado podem ter, futuramente, alopecia androgenética.

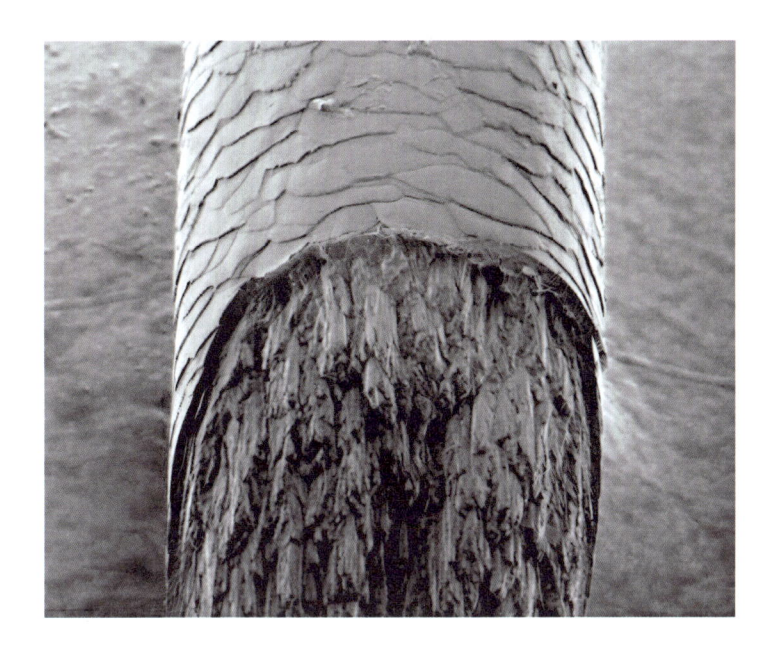

A CUTÍCULA

A cutícula é constituída por uma única camada, de 6 a 8 escamas sobrepostas. Embora seja apenas uma camada de células, são tão longas que se sobrepõem, parecendo-se com uma estrutura de várias camadas.

Ouvimos muito falar sobre as cutículas do cabelo. Entender a anatomia a fundo nos ajudará a entender os processos químicos envolvidos. As escamas da cutícula são transparentes e sem pigmento. A cutícula protege o cabelo e é mais espessa nos asiáticos, mais fina nos caucasianos e ainda mais fina em cabelos africanos, o que os torna mais propensos a quebrarem. É o córtex que pode variar mais em diâmetro, determinando a espessura do cabelo.

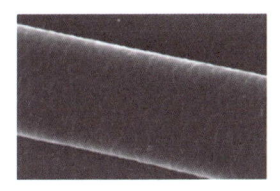

Camada de cutícula saudável

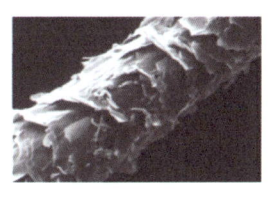

Camada de cutícula elevada

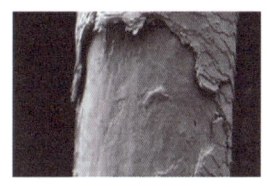

Camada de cutícula danificada faltando escamas

A camada exterior é coberta por uma camada lipídica que contém ácido 18-metil-eicosanoico (18-MEA), que é responsável pela hidrofobicidade do cabelo. A palavra "fobia" significa "medo", portanto hidrofobicidade significa "aversão à água".

O córtex é composto de células alongadas chamadas células fusiformes. O cabelo cresce abaixo da superfície da pele, então a umidade é perdida. A medula é composta de grandes células endurecidas, fracamente conectadas; fica no centro do cabelo e é principalmente um espaço vazio. Não tem mais nenhuma função em humanos, embora muitos animais tenham medulas largas nos cabelos, para ajudá-los a reter o calor. O espaço amplo na medula atua como um vácuo que atua como excelente isolante térmico. No cabelo humano, a medula é contínua, fragmentada ou inexistente.

CAPÍTULO 3

ETNIA E ESTRUTURA DO CABELO

São três perfis básicos de etnia relacionados ao cabelo, cada qual com características próprias como cor, textura, estrutura e até ângulo de implantação no couro cabeludo. Devido a essas e outras características, o cabelo não cresce da mesma forma ou com a mesma velocidade em pessoas de diferentes origens étnicas.

- **CABELO ASIÁTICO**

O cabelo asiático em geral é liso e castanho-escuro ou preto. Cresce perpendicularmente ao couro cabeludo. Esse tipo tem a taxa de crescimento mais rápida. O fio de cabelo asiático tem uma forma um tanto arredondada e uniforme, além da densidade mais baixa entre as três etnias.

- **CABELO EUROPEU**

O cabelo europeu pode ser liso, ondulado ou encaracolado. Sua cor pode variar do louro ao marrom-escuro. Cresce diagonalmente, a uma taxa de crescimento intermediária por mês.

Os fios de cabelo caucasianos são de forma oval. A densidade do cabelo europeu é a mais alta das três categorias étnicas, porém geralmente os fios são mais finos.

- **CABELO AFRICANO**

O cabelo africano em geral se caracteriza por cachos e dobras e cresce quase paralelo ao couro cabeludo. Esse tipo tem a taxa de crescimento mais lenta, devido à sua estrutura em espiral, que faz com que ele se enrole durante o crescimento. O fio de cabelo africano tem uma forma achatada.

O cabelo africano tem densidade muito maior do que o cabelo asiático.

Diagrama de implantação da mecha de cabelo africano, caucasiano e asiático

Cabelo asiático
Implantação capilar perpendicular ao couro cabeludo
Crescimento mensal: cerca de +1,4 cm (aprox.)

Cabelo caucasiano
Implantação capilar oblíqua
Crescimento mensal: cerca de +1,2 cm (aprox.)

Cabelo africano
Implantação capilar paralela ao couro cabeludo
Crescimento mensal: cerca de +0,9 cm (aprox.)

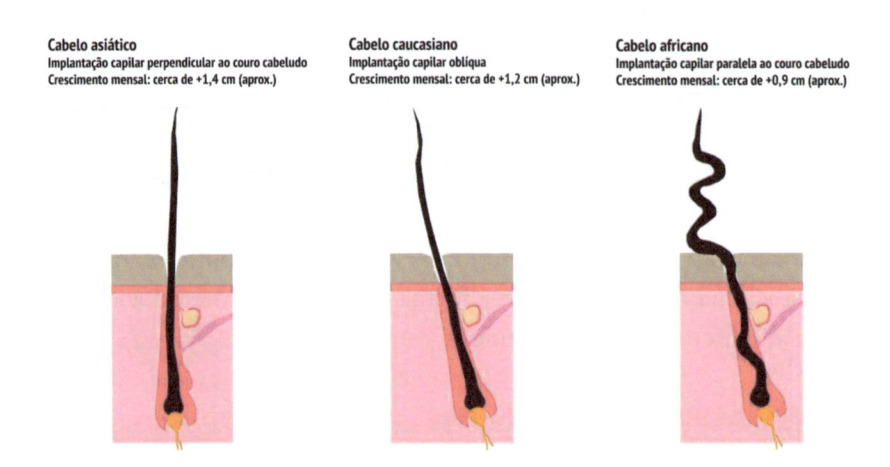

Corte transversal da mecha de cabelo africano, caucasiano e asiático

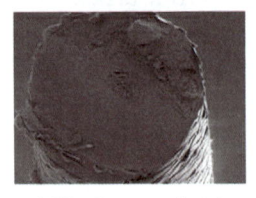

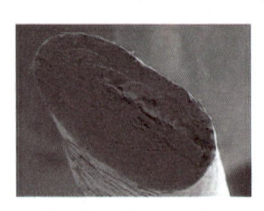

Asiático: formato arredondado

Caucasiano: formato oval

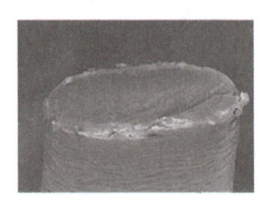

Africano: formato oval-achatado

OS TIPOS DE CABELO

Nem todos os fios do corpo são iguais, pois variam de acordo com a região. Mesmo em regiões onde não acreditamos que existam fios, podemos observar fios minúsculos ao microscópio que não são visíveis a olho nu. Podemos dividi-los em três grupos: lanugo, fio velo e fio terminal.

O fio chamado lanugo é produzido intraútero e não tem medula. Com pouca ou nenhuma melanina, geralmente é incolor. Os fios nunca excedem alguns centímetros.

O fio velo é parecido com o lanugo. Trata-se de fios finos, encontrados nos membros e no corpo. Mulheres têm fios velos no rosto, e algumas alterações hormonais, como a síndrome dos ovários policísticos, podem transformá-los em fios terminais, o que os deixa com um aspecto de barba. Esses fios raramente excedem 1 a 2 cm de comprimento, além de terem como característica a baixa densidade de folículos. Esses fios não podem ser usados para transplante capilar porque não agregam densidade.

Os fios maiores e mais espessos são chamados de fios terminais – são os que podemos ver a olho nu facilmente, como o fio do couro cabeludo, sobrancelhas, cílios, pelos pubianos e axilares e pelos da barba. Encontramos fios terminais também nos membros e no tronco. É na puberdade que o fio velo se torna pelo terminal nas áreas púbica e axilar e, nos homens, na região da barba, por influência dos hormônios sexuais, particularmente androgênios (hormônios com características masculinas). Crianças muito pequenas que já apresentam fios terminais nessas áreas devem ser investigadas por um endocrinologista pediátrico, pois pode estar acontecendo uma puberdade precoce. Para isso o pediatra se baseia na escala de Tanner, relacionando o desenvolvimento dos pelos terminais com outros sinais sexuais, como broto mamário e desenvolvimento do pênis.

ESCALA DE TANNER

Desenvolvimento mamário e dos pelos pubianos

Estágio 1 | Estágio 2 | Estágio 3 | Estágio 4 | Estágio 5

Desenvolvimento genital e dos pelos pubianos

Normalmente o crescimento da barba é possível a partir dos 18 anos, mas para muitos homens pode ocorrer em torno dos 30. Baixos níveis de testosterona podem dificultar o crescimento da barba.

No couro cabeludo por influência desses hormônios androgênios, principalmente a DHT, a maioria dos homens e das mulheres mostra a substituição do cabelo terminal por cabelo velo ao longo da vida. Ocorre a redução no tamanho dos folículos capilares afetados e suas papilas correspondentes até que se tornem cabelos velos, processo que ganha o nome de **miniaturização.**

À medida que ocorre o envelhecimento, também ocorre a redução dos folículos capilares, o que torna os fios mais finos e fracos, independentemente da calvície. Hoje sabemos que é possível, sim, envelhecer sem perder os cabelos. Por isso, quanto mais cedo ocorrer o tratamento da calvície, mais o folículo será poupado.

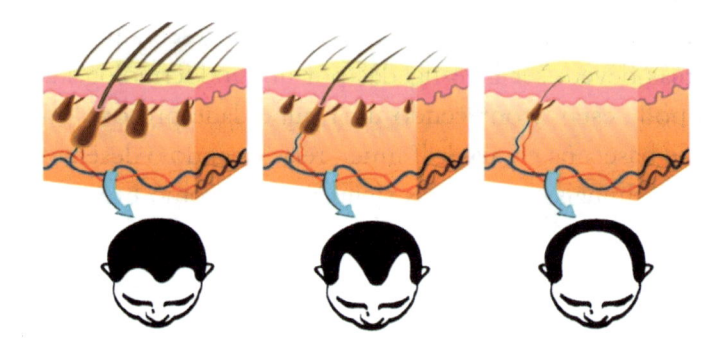

EMBRIOLOGIA DO CABELO

O desenvolvimento embriológico do folículo capilar ocorre em 4 estágios distintos, para formar o botão capilar, o bulbo capilar, o cone capilar e, finalmente, o cabelo e sua glândula sebácea associada. A formação dos folículos começa já na nona semana de vida intrauterina e progride no sentido cefalocaudal. Por volta das 21 semanas de vida fetal, todas as áreas do corpo apresentam ao menos um componente de um folículo capilar, quando observadas à superfície epidérmica com microscopia eletrônica de varredura.

As extremidades inferiores e as nádegas exibem canais capilares intraepidérmicos, formados dentro dos tratos capilares. Em muitos desses tratos, evidências de queratinização ou formação do cone de cabelo estão presentes. Como esperado com o desenvolvimento cefalocaudal dos folículos capilares, os canais capilares estão ainda mais desenvolvidos no tronco e nas extremidades superiores com 21 semanas. Muitas dessas superfícies têm pelos dentro das bainhas celulares ou pelos que se projetam parcialmente através da epiderme. A face e o couro cabeludo têm cabelos longos projetando-se da superfície epitelial nessa mesma idade fetal.

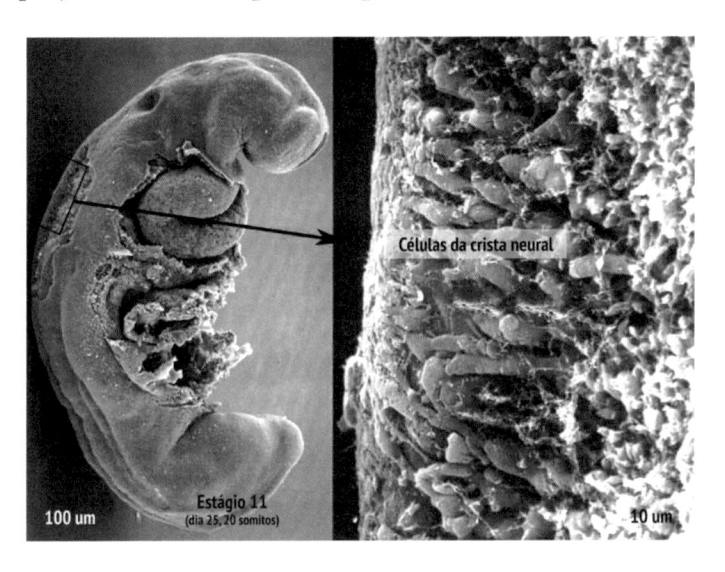

Lanugo é o primeiro tipo de cabelo formado durante a vida fetal. Ele é fino, não medulado (sem o núcleo cheio de ar) e levemente pigmentado. Mais tarde na gestação, o cabelo lanugo é substituído por cabelo velo. O cabelo velo é curto, não medulado e não possui glândula sebácea associada. Na época do nascimento, é substituído por cabelo terminal pigmentado. Alguns pelos velos permanecem no corpo durante a infância e, com o tempo, são substituídos por pelos terminais em certas áreas, como braços e pernas. Durante a puberdade, os hormônios androgênios estimulam a substituição dos pelos velos por pelos grossos na região pubiana e pelos terminais na região axilar.

Os folículos capilares são desenvolvidos durante o terceiro ou quarto mês fetal. Todos os folículos estão presentes ao nascer, e alguns, como na região da barba, só serão ativados na puberdade por influências hormonais.

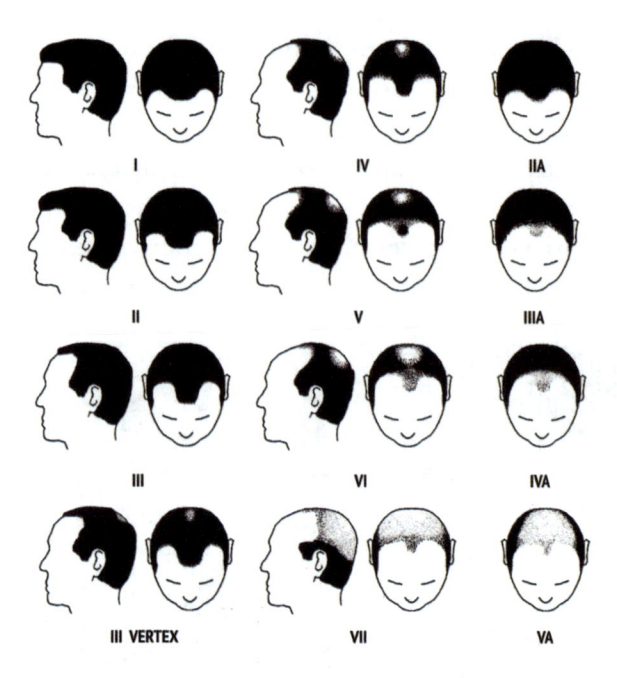

Pela escala de Norwood e Hamilton, notamos que a região lateral do couro cabeludo não é afetada pela calvície. Podemos entender esse fato pela embriologia.

FIGURA I: Os locais de origem, migração e chegada das células da crista neural cranianas. (A) Tubo neuronal embriônico mostrando o mesencéfalo, e os rombômeros, com a face dorsal do tubo colorida para mostrar a localização da crista neural antes da migração. (B) Visão sagital do embrião, mostrando caminhos de migração das células da crista neural. (C) Visão sagital do homem adulto, mostrando as origens de várias derivações da crista neural

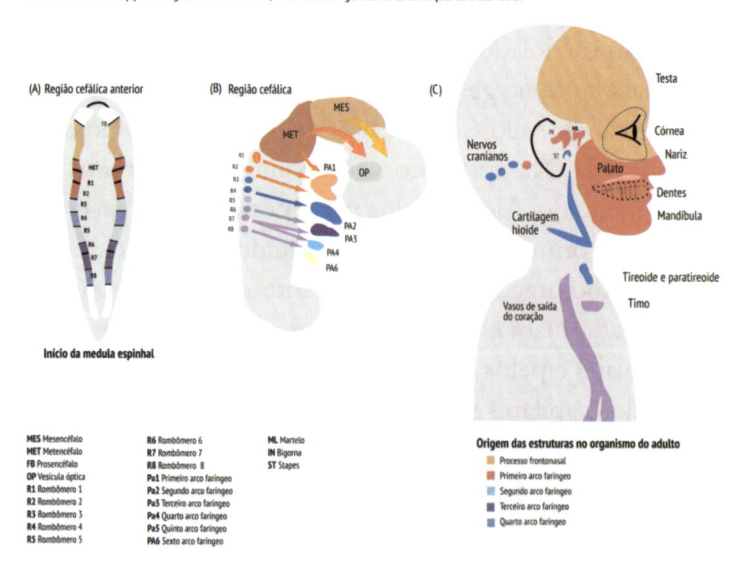

A região do topo da cabeça, os ossos, a pele e os músculos da face são originados embriologicamente da crista neural, conforme a imagem abaixo. Essa região possui receptores de DHT que afinam o folículo quando são estimulados. Já a região que não sofre com a calvície se origina de uma estrutura chamada mesoderma, que não é sensível a DHT.

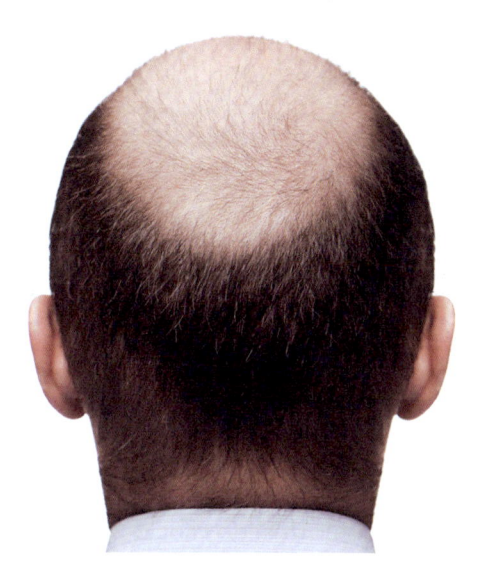

Na prática clínica, observamos que mulheres provavelmente têm uma origem de crista neural, tornando o couro cabeludo inteiro sensível a DHT. Podemos observar uma pequena quantidade de homens que seguem esse padrão de rarefação capilar no couro cabeludo todo, porém não gera afinamento tão importante como na mulher.

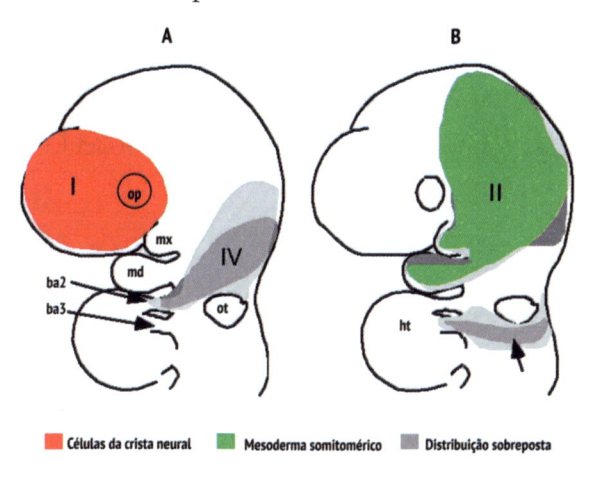

CICLO DE CRESCIMENTO CAPILAR

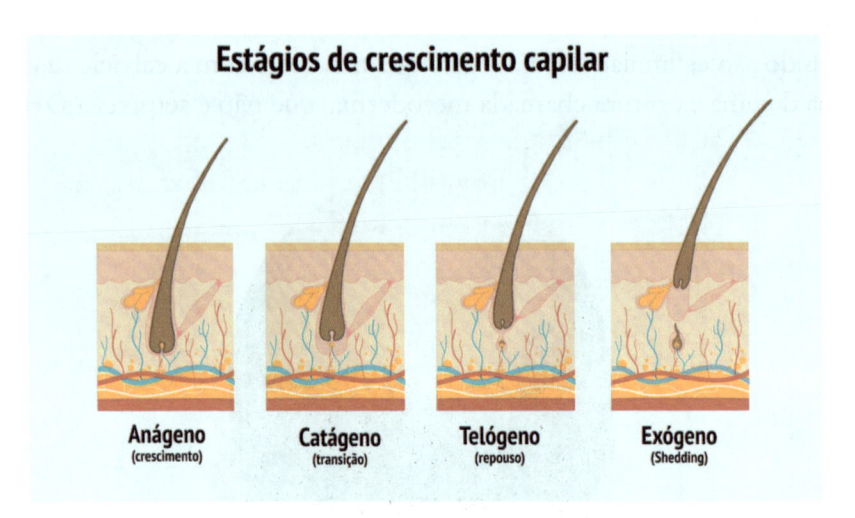

Estágios de crescimento capilar

Anágeno (crescimento) — Catágeno (transição) — Telógeno (repouso) — Exógeno (Shedding)

Para entender as doenças capilares, é fundamental conhecer o ciclo capilar normal. Esse ciclo varia de acordo com a região do corpo. Por exemplo, a barba tem uma duração do ciclo menor do que o cabelo; a sobrancelha, menor ainda. O ciclo normal do cabelo humano consiste na fase de crescimento (anágena), fase de transição (catágena) e fase de repouso (telógena), que se repetem continuamente nessa ordem. Um couro cabeludo saudável tem cerca de 120 mil folículos capilares, dos quais 85-90% estão na fase anágena, 1-3% na fase catágena e 5-10% na fase telógena (aqui no livro há diferentes literaturas, para você ter todas as variações). O crescimento do cabelo não é sincronizado em todo o couro cabeludo, portanto nem todos os fios estão na mesma fase do ciclo de crescimento em determinado momento. Isso ajuda a manter uma densidade constante de cabelo.

Normalmente, 50-100 fios de cabelo são eliminados todos os dias, dependendo das rotinas de pentear e lavar. Um folículo piloso maduro passa por 25-30 ciclos ao longo da vida.

- **FASE ANÁGENA**

Anágeno é o período de crescimento ativo do cabelo durante o qual ocorre proliferação celular importante no folículo piloso. Os cabelos anágenos são totalmente pigmentados e aderidos à papila dérmica, com raízes longas e cobertas por bainhas radiculares internas e externas. A duração da fase anágena varia de acordo com o local do corpo, idade, nutrição e hormônios. Os cabelos terminais do couro cabeludo em humanos permanecem em fase anágena por 2 a 6 anos. Os humanos têm cabelo mais longo do que outros animais devido a uma fase anágena mais longa. Os pelos do corpo são mais curtos que os do couro cabeludo devido a uma fase anágena mais curta. Na alopecia androgenética, a diidrotestosterona encurta a fase anágena e causa a miniaturização dos folículos capilares.

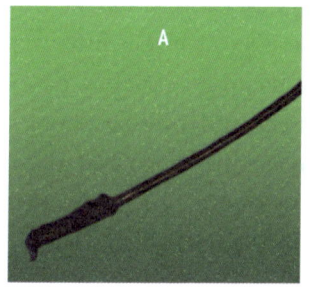

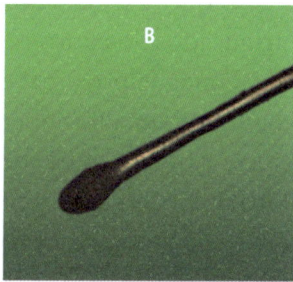

- **FASE CATÁGENA**

Apenas cerca de 5% dos fios de cabelo da cabeça estão na fase catágena em determinado momento. Durante a fase catágena, a atividade mitótica é reduzida e o crescimento do cabelo cessa. O folículo piloso e a papila dérmica começam a encolher. O cabelo se desprende de seu suprimento de sangue e papila dérmica e migra para cima em direção à epiderme. Essa fase dura de 2 a 3 semanas em humanos, independentemente do local.

- **FASE TELÓGENA**

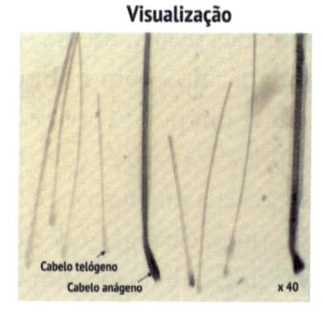

O cabelo permanece na fase de repouso telógeno por cerca de 3 meses, antes que o folículo entre em fase anágena novamente. Os cabelos telógenos têm raízes curtas em forma de bastão que os ancoram no folículo. Eles não têm uma bainha na raiz, ao contrário dos cabelos anágenos. A parte proximal da haste do cabelo é despigmentada. Os pelos telógenos repousam na pele até serem forçados para fora por um novo pelo anágeno que cresce em baixo.

O tricograma representa uma técnica semi-invasiva para avaliação de pacientes com queda de cabelo que permite o exame microscópico dos cabelos arrancados do couro cabeludo e fornece informações sobre o estado da extremidade proximal da haste do cabelo e da extremidade distal. O tricograma é uma ferramenta complementar para avaliação clínica, diagnóstico e monitoramento da resposta ao tratamento. Por ser bastante dolorosa e exigir uma análise minuciosa, a tricoscopia é mais simples, não invasiva e apresenta melhor auxílio diagnóstico.

VISÃO GERAL DE QUÍMICA

Para entender a formação e constituição do cabelo, precisamos entender como se formam algumas proteínas e como acontecem algumas reações químicas. Muitas reações químicas características, especializadas e únicas ocorrem dentro das células vivas que irão produzir cabelo. O estudo desses processos e da estrutura de moléculas que compõem as células é chamado de bioquímica, uma parte da química orgânica. A química orgânica é o ramo da química que estuda os compostos que contêm átomos de carbono ou os compostos orgânicos, que são aqueles encontrados na natureza. As "matérias-primas" das células do corpo são carboidratos, lipídios (gorduras) e proteínas.

As proteínas são macromoléculas de uma estrutura muito complexa, construídas a partir de unidades relativamente simples, os aminoácidos. Podemos entender os aminoácidos como "tijolos" para a construção de uma casa. Vamos entender um pouco dos processos de formação de proteínas para você entender a construção do fio de cabelo.

O fio de cabelo, apesar de sua pequena espessura, tem uma resistência enorme. Um único fio pode carregar um peso de até 100 g. Dessa forma, em teoria, com a técnica adequada, uma cabeça cheia de cabelo humano poderia eventualmente conter entre 5.600 e 8.400 kg sem quebrar fios de cabelo individuais. Isso se deve ao tipo de ligações químicas existentes que o deixam tão forte.

O Templo Higashi Hongan-Ji, em Kyoto, no Japão, abriga uma raridade que atrai turistas de todo o mundo: cordas feitas de cabelo humano!

O complexo do templo é considerado uma das maiores estruturas de madeira do mundo. A sua construção exigiu o içamento e a movimentação de vigas de madeira maciças, mas não havia cordas fortes o suficiente para o trabalho na época. As devotas do templo se reuniram para ajudar. Cortando seus longos cabelos, elas trançaram todos os fios juntos para fazerem uma corda forte e grossa, capaz de içar as vigas pesadas. Hoje, parte da corda feita de cabelos ainda pode ser vista em exibição no templo. Por meio das ligações químicas você irá entender de onde vem toda essa resistência.

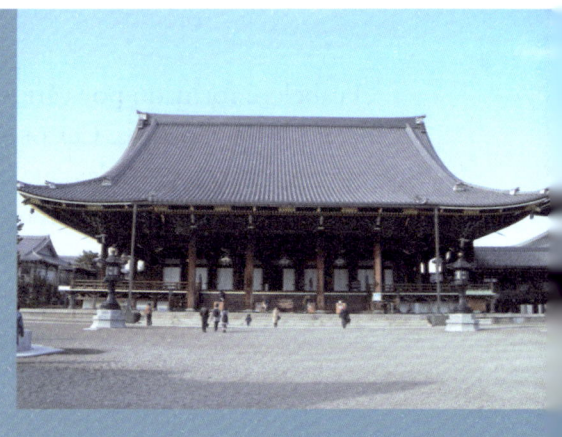

POLIMERIZAÇÃO

Poli significa "várias", e *meros*, "partes". O processo de ligação de muitas moléculas pequenas para formar uma única molécula grande é chamado de polimerização. As moléculas pequenas são chamadas de monômeros (*mono* significa "um"). Compostos de alto peso molecular obtidos de um grande número de monômeros conectados entre si são chamados de polímeros. Os polímeros ocorrem na natureza (proteínas, amido, celulose) ou são sintéticos (náilon, polietileno, poliestireno, teflon). Polímeros sintéticos apresentam propriedades bastante específicas. Por exemplo, a borracha sintética mantém sua elasticidade em temperaturas extremamente baixas e resiste a altas temperaturas sem se decompor. É importante conhecer as características físicas e químicas do cabelo para entender como se comportar em cada situação, como em contato ao calor, em pH ácidos e básicos.

CROSS-LINKS

O cabelo é formado por vários tipos de ligações químicas que conferem suas características. Certos polímeros que consistem em cadeias longas têm ligações cruzadas que conectam uma cadeia a outra. Em relação a propriedades físicas gerais, ligações cruzadas são extremamente importantes, pois aumentam o peso molecular e limitam o movimento do polímero. Polímeros com pouca ou nenhuma reticulação são classificados como termoplásticos. Quando aquecidos, se liquefazem e podem ser moldados em várias formas.

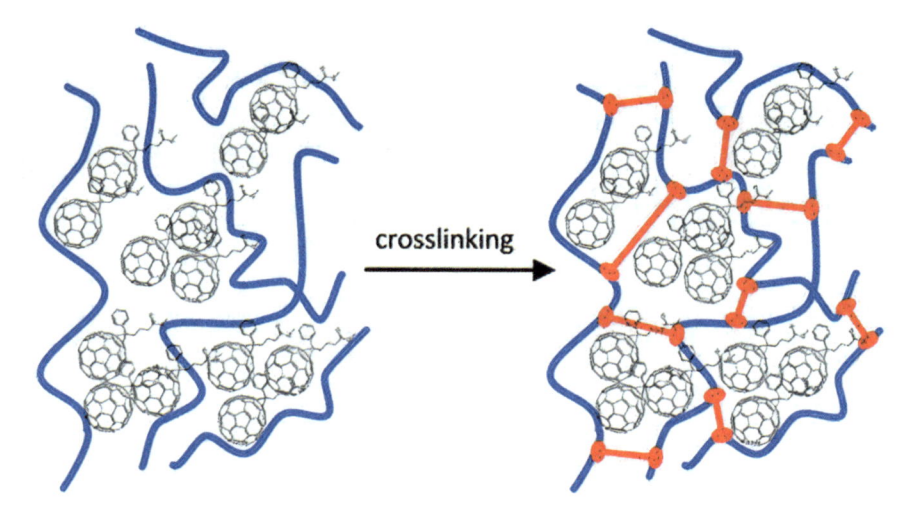

Polímeros altamente reticulados são classificados como termoendurecíveis. São produtos duros, com uma rede espacial tridimensional complexa. Borracha e substâncias elásticas formam uma categoria chamada elastômeros. Eles têm algumas partes reticuladas, mas também algumas partes flexíveis onde não há ligações cruzadas. Quando a tensão é aplicada e o material é esticado, as correntes flexíveis tornam-se quase paralelas. As áreas cruzadas evitam que as correntes passem uma pela outra. Quando a tensão é liberada, o elastômero retorna ao seu estado original. Mas qual a importância de saber isso?

Outro tipo de reticulação importante na Tricologia é a ligação de hidrogênio. Essas ligações contribuem com cerca de um terço da resistência do cabelo e ajudam a manter a forma espiral das correntes na posição original.

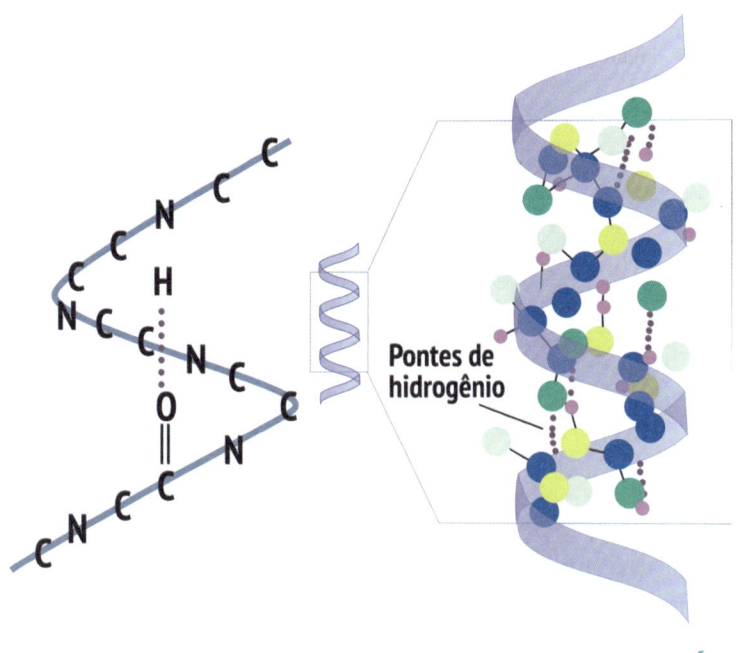

Pontes de hidrogênio

AMINOÁCIDOS

Os aminoácidos são como blocos de construção das proteínas que irão formar o cabelo. As moléculas de aminoácidos contêm um grupo ácido e um grupo amina. Se uma molécula de aminoácido tem um centro iônico positivo e negativo, existirão forças de atração entre as moléculas. Essas forças têm quase características das ligações iônicas (outro tipo de ligação química). São frequentemente chamados de **pontes salinas.**

No cabelo, as **pontes salinas** são o resultado da interação eletrostática entre grupos de amônio carregados positivamente e carboxilato carregado negativamente. **Essas ligações são responsáveis por cerca de um terço da resistência das fibras de queratina do cabelo, mas são facilmente quebradas pela água.** Por isso, devemos tomar muito cuidado quando o cabelo está molhado; devido à perda dessa ligação, ele fica extremamente sensível.

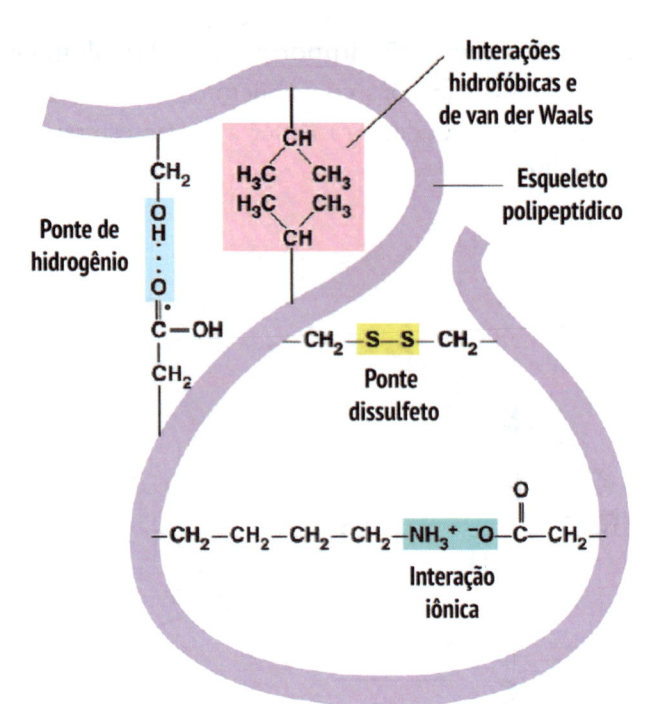

O principal aminoácido do cabelo, a cistina, é sintetizado a partir da cisteína. A cistina é produzida pela oxidação de duas moléculas de cisteína. A forte ligação dissulfeto surge quando as duas cisteínas são oxidadas a cistina.

PROTEÍNAS

A soma de aminoácidos irá formar a proteína. As proteínas são polipeptídios com peso molecular superior a 12 mil. Elas têm muitas funções biológicas:

- Proteínas estruturais, como queratina, colágeno, elastina, entre outras, formam os tecidos e anexos como cabelo e unhas;
- Proteínas de transporte, como hemoglobina e albumina, levam nutrientes para o folículo piloso. Agem como enzimas catalisadoras de processos químicos como a enzima catalase que previne os cabelos brancos;
- Proteínas de armazenamento, como ferritina, estocam ferro, que é fundamental para o desenvolvimento de um cabelo saudável;
- Hormônios como insulina e hormônio do crescimento são fundamentais para o desenvolvimento saudável do folículo.

Algumas proteínas têm cadeias extremamente longas de aminoácidos, que são enroladas e dobradas de maneiras específicas. Um arranjo que ocorre em muitas proteínas é a chamada hélice alfa, cuja configuração é mantida por ligações de hidrogênio entre hidrogênios da amida (NH) e grupos carbonil (CO) que são separados por uma ligação peptídica.

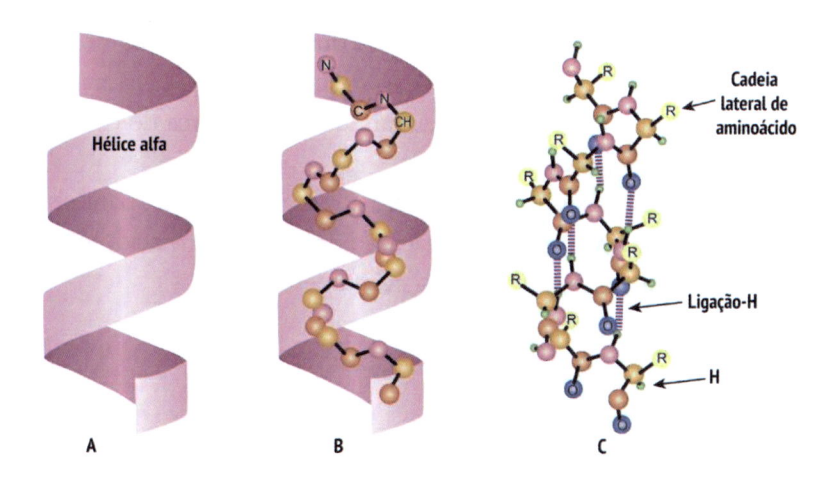

Não se preocupe se não entendeu essa parte da química. Em breve você entenderá a importância das pontes de hidrogênio.

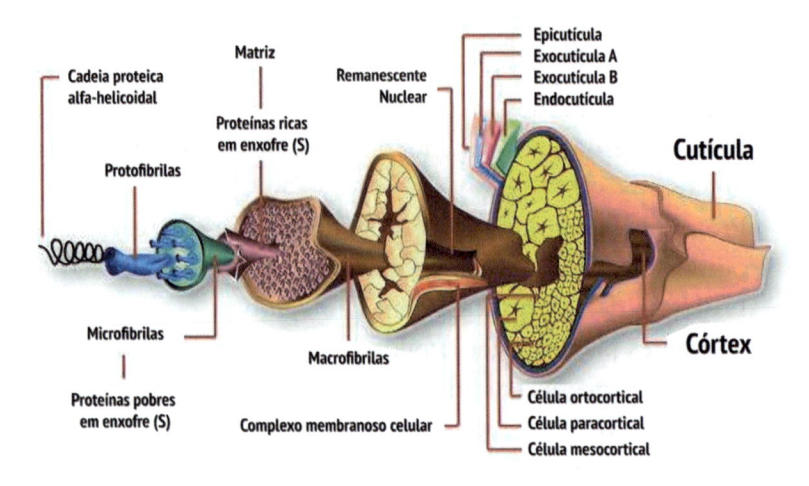

Diagrama da estrutura do fio de cabelo com legendas:
- Cadeia proteica alfa-helicoidal
- Protofibrilas
- Microfibrilas
- Proteínas pobres em enxofre (S)
- Matriz
- Proteínas ricas em enxofre (S)
- Macrofibrilas
- Complexo membranoso celular
- Remanescente Nuclear
- Epicutícula
- Exocutícula A
- Exocutícula B
- Endocutícula
- Cutícula
- Córtex
- Célula ortocortical
- Célula paracortical
- Célula mesocortical

Agora que você tem uma compreensão dos polipeptídios e ligações dissulfeto, você poderá entender aspectos de alguns dos processos químicos realizados no cabelo, bem como os danos que podem resultar da violação desses princípios básicos.

COMPONENTES DO CABELO: CISTINA E CISTEÍNA

O cabelo é constituído de uma proteína chamada queratina, caracterizada por um alto teor de enxofre. Por isso, alimentos que contêm enxofre, como o ovo, são importantes na dieta. O enxofre na queratina vem da cistina, que é formada a partir da cisteína durante o processo de queratinização quando o cabelo é formado no folículo piloso. A cistina contém a ligação dissulfeto, responsável por grande parte da força do cabelo, pois conecta os polipeptídios.

Durante processos químicos ocorre a reação de cistina para cisteína, que é uma reação reversível. Já a reação da cistina para o ácido cisteico é irreversível, e é aí que ocorre o dano permanente.

COLORAÇÃO

Há mais de 3 mil anos os egípcios se interessavam por tintura de cabelo. Eles usavam henna para camuflar os fios grisalhos. Anos depois, os gregos e romanos usavam extratos de plantas para colorir seus fios. Eles também criaram uma tintura de cabelo preta permanente. No entanto, quando descobriram que era muito tóxica, recorreram a uma fórmula feita com sanguessugas fermentadas em um recipiente de chumbo por dois meses.

Levaram algumas centenas de anos para criar outras cores fora o preto. O cabelo ruivo apareceu pela primeira vez como resultado de uma mutação genética na Idade Média, com o primeiro caso documentado de ruiva nata ocorrendo na Escócia. Por muitos anos, pessoas com cabelos ruivos naturais foram alvo de suspeitas de bruxaria. Só quando a rainha Elizabeth I assumiu o reinado é que o cabelo ruivo se tornou mais aceitável.

Não mudou muito até 1800, quando o químico inglês William Henry Perkin fez uma descoberta acidental que mudou a tintura de cabelo para sempre. Na tentativa de gerar cura para a malária, Perkins criou o primeiro corante sintetizado. Logo depois, seu professor de química, August Hoffman, derivou uma molécula, criando a para-fenilenodiamina, ou PPD, que continua a ser a base para a maioria das tinturas de cabelo permanentes. Em 1907, Eugene Schueller criou o primeiro corante químico para fins comerciais, dando início à L'Oréal.

O loiro platinado foi criado pelas indústrias de Howard Hughes (o bilionário retratado no filme *O aviador*, interpretado por Leonardo Di Caprio) e Jean Harlow. Em 1931, Hughes lançou um filme chamado *Loira platinada*, com o objetivo de promover a cor do cabelo da jovem estrela Jean Harlow. No entanto, eventualmente, o cabelo de Harlow começou a cair por causa dos tratamentos tóxicos. Ela parou de pintar e começou a usar perucas ou cabelos mais escuros em filmes posteriores, como em *Libeled Lady* e *China Seas*.

Lawrence Gelb avançou as fórmulas para ficar loiro na década de 1930, mas a descoberta verdadeiramente revolucionária veio em 1950. Naquele ano, a Clairol, empresa que Gelb fundou, lançou a primeira tintura de cabelo que realmente clareava o cabelo sem descolorir.

Agora que você entende a anatomia e a formação química do cabelo, consegue entender onde cada coloração age. Existem três tipos de corantes: temporários, semipermanentes e permanentes. Uma cor temporária deposita pigmento apenas na cutícula do cabelo e é facilmente removida durante a lavagem. Uma cor semipermanente deposita pigmento na cutícula e dentro do córtex e pode durar várias lavagens antes de ser necessária uma nova coloração. A coloração permanente deposita pigmento artificial no córtex, onde permanece por meios químicos.

Cabelo colorido com sistemas de cores orgânicas.

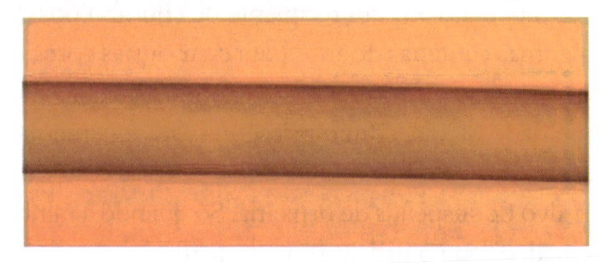

Cabelo colorido com produtos derivados de amônia.

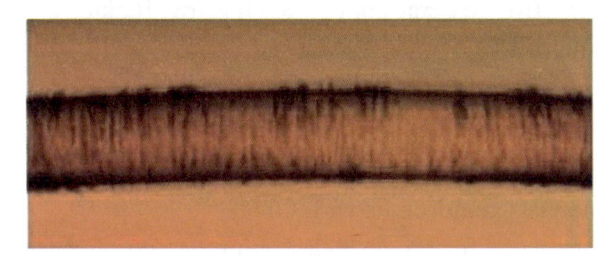

Existem três classes de corantes: vegetal, metálico e sintético. Henna é o corante vegetal mais usado. O chumbo é o mais usado do tipo metálico, mas hoje em dia está banido de vários países. Tinturas com chumbo têm um potencial de bioacumulação no organismo. Os corantes mais comumente usados são os orgânicos sintéticos, baseados em derivados da anilina. Derivados de anilina são usados nas tintas semipermanentes e permanentes.

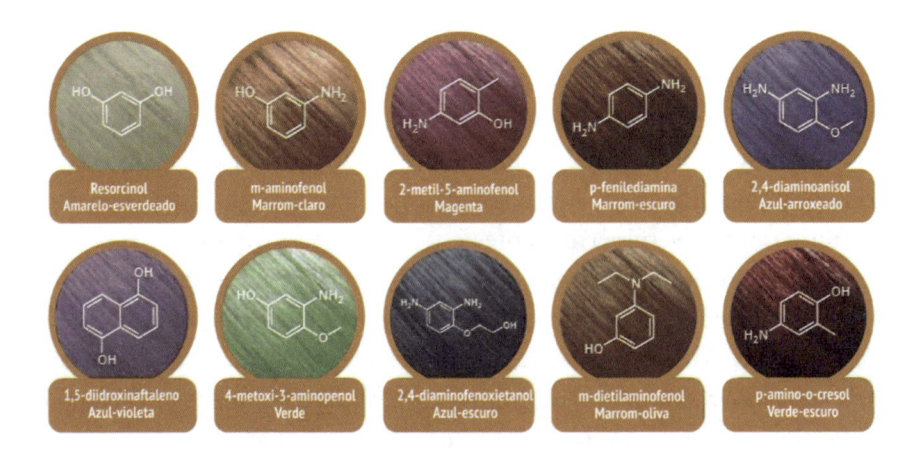

Resorcinol — Amarelo-esverdeado
m-aminofenol — Marrom-claro
2-metil-5-aminofenol — Magenta
p-fenilediamina — Marrom-escuro
2,4-diaminoanisol — Azul-arroxeado

1,5-diidroxinaftaleno — Azul-violeta
4-metoxi-3-aminopenol — Verde
2,4-diaminofenoxietanol — Azul-escuro
m-dietilaminofenol — Marrom-oliva
p-amino-o-cresol — Verde-escuro

Para a Tricologia, as cores permanentes são as mais relevantes porque podem danificar o cabelo e causar um efeito alérgico. Em ocasiões ainda mais raras, podem desencadear problemas como alopecia areata ou psoríase. Toda vez que o couro cabeludo é agredido por agentes mecânicos, químicos ou biológicos, pode desencadear o chamado fenômeno de Köbner, caracterizado pelo aparecimento de lesões cutâneas típicas de uma dada dermatose inflamatória em uma área onde a pele foi ferida.

- **COLORAÇÃO TEMPORÁRIA**

Colorações temporárias depositam a cor na parte externa da haste do cabelo e são removidas facilmente com xampu. As cores temporárias são aplicadas em meio ácido e não causam danos consideráveis ao fio.

- **COLORAÇÃO SEMIPERMANENTE**

As moléculas da coloração semipermanente são pequenas o suficiente para penetrar no córtex do cabelo, mas são facilmente perdidas com a lavagem. Quimicamente, muitas das moléculas de coloração usadas tanto em semipermanentes quanto permanentes são baseadas na anilina.

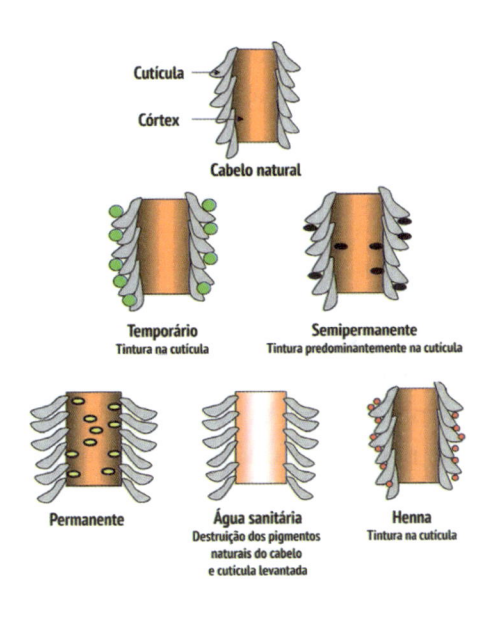

Cutícula
Córtex
Cabelo natural

Temporário
Tintura na cutícula

Semipermanente
Tintura predominantemente na cutícula

Permanente

Água sanitária
Destruição dos pigmentos naturais do cabelo e cutícula levantada

Henna
Tintura na cutícula

- **COLORAÇÃO PERMANENTE**

As moléculas de coloração baseadas em anilina são aplicadas com o intuito de entrar no córtex nas cores permanentes. Essas moléculas são oxidadas por peróxido de hidrogênio em condições alcalinas, induzindo o pigmento a se unir para se tornarem moléculas maiores que não podem ser perdidas do córtex. Esse processo é denominado polimerização e cria moléculas de pigmento que ficam permanentemente presas no cabelo. A oxidação dos derivados da anilina também desenvolve a cor final do cabelo.

Em condições alcalinas, o peróxido de hidrogênio é um forte agente oxidante. Isso oxida não apenas os derivados da anilina, mas também a cistina em ácido cisteico e o pigmento natural dos cabelos. Como mencionado, quando a cistina é oxidada em ácido cisteico, o cabelo fica enfraquecido irreversivelmente.

Fabricantes de tinturas aconselham testes preliminares um a dois dias antes de a tinta ser usada, para verificar a possibilidade de dermatite de contato. Infelizmente um teste negativo não descarta a possibilidade de uma dermatite, pois a pele pode ficar sensibilizada. Se ocorrer uma reação alérgica, a pessoa nunca deve usar quaisquer tinturas que contenham ingredientes semelhantes. A sensibilização cruzada também ocorre de modo que a exposição a moléculas semelhantes a derivados de anilina, como sulfonamidas e alguns anestésicos locais, deve ser evitada. Para descobrir quais componentes podem causar alergia, o médico alergista pode solicitar um exame chamado patch test, em que mais de 32 substâncias ficam em contato com a pele durante alguns dias, indicando a sensibilidade.

HENNA

A henna consiste nas folhas secas em pó de Lawsonia alba e Lawsonia spinosa, que são removidos das plantas antes da floração. Pode ser combinada com outros ingredientes, como sais de ferro e cobre. Várias proporções das plantas podem ser usadas na produção de sombras de luz marrom a preto-azuladas.

A henna tem sido usada desde a Idade do Bronze para tingir pele, cabelo e unhas. Em várias partes do mundo, é tradicionalmente utilizada em vários festivais e celebrações. Há menção da henna como tintura de cabelo em registros indianos por volta de 400 d.C. e durante o Império Romano. A henna em pó se ativa com ar e água. As moléculas do corante Lawsone colorem o cabelo e a pele ao se ligarem às moléculas de proteína. Eles escurecem à medida que são absorvidos mais profundamente no cabelo e na pele, ligando-se a proteínas adicionais. A cor atinge o máximo em cerca de 48 horas e pode durar semanas. Henna é bastante segura e tem baixo risco de dermatite alérgica. A henna colore o cabelo pelo 2-hidroxi-1,4-naftoquinona, que atua como corante da queratina.

DESCOLORAÇÃO

O peróxido de hidrogênio é o principal agente de clareamento de cabelo usado hoje. O peróxido de hidrogênio puro ($H2O2$) é um líquido incolor com pH de 7. Em alta concentração, é muito corrosivo para a pele. Normalmente é vendido como solução medida por "volume", que é a quantidade de oxigênio liberado por determinado volume da solução.

A relação do volume com a concentração é esta: 10 volumes - 3%; 20 volumes - 6%; 30 volumes - 9%; 60 volumes - 18%. A meu ver, a concentração deveria ser sempre medida pela porcentagem, e não pelo volume, pois o volume é definido de acordo com as CNTP e varia com a pressão atmosférica e a temperatura em que se encontra, enquanto a concentração em porcentagem é constante e independe dessas variáveis. O peróxido de hidrogênio, facilmente decomposto em contato com metais ou substâncias alcalinas, pode ser comprado em supermercados ou farmácias e é normalmente uma solução de 6%. Para uma ação mais rápida, uma concentração mais alta pode ser usada. Soluções com concentração de 18% ou mais podem danificar gravemente o cabelo.

O peróxido de hidrogênio é estável, em um pH de 3 a 4. Antes de ser aplicado no cabelo, é misturado com uma substância alcalina, como hidróxido de amônio, para aumentar o pH para cerca de 10. Nesse pH, o peróxido de hidrogênio é muito reativo e fornece oxigênio para oxidar o pigmento (melanina) no córtex do cabelo. Quanto mais alto o pH do peróxido de hidrogênio, mais reativo ele é.

Quando o pigmento é oxidado, ele perde sua cor natural. Infelizmente, não é possível oxidar a melanina sem também oxidar cistina para ácido cisteico, que é uma reação irreversível. Acredita-se que cerca de 20% da cistina seja alterada para ácido cisteico durante um processo normal de clareamento. A consequente quebra de ligações dissulfeto enfraquece o cabelo, por isso o clareamento é considerado o processo mais prejudicial ao cabelo.

O grau de clareamento depende da concentração e do pH da solução, do tempo de contato da solução com o cabelo e da temperatura da solução. O excesso levará a um aspecto quebradiço e bastante elástico quando molhado.

CONSTITUIÇÃO QUÍMICA DO CABELO

Precisamos entender como quimicamente é constituído o cabelo para entendermos os processos por que ele irá passar durante tratamentos estéticos. Nosso cabelo é constituído de 97% de proteína com alto número de ligações dissulfeto, que é o que torna resistente. Essa proteína muito forte é chamada de queratina. Os blocos de construção da proteína utilizados pelo corpo são aminoácidos, sendo o principal deles a cistina. Imagine uma casa formada de tijolos; podemos comparar a casa à proteína final formada, e os tijolos, aos aminoácidos.

Todos os seres vivos são compostos de proteínas. O cabelo é formado por variedades de aminoácidos que se juntam para formá-las. Esses aminoácidos se combinam para formar uma espiral helicoidal. Três desses espirais helicoidais formam uma protofibrila. Nove protofibrilas, então, se entrelaçam em torno de duas protofibrilas para formar uma estrutura conhecida como microfibrila. Microfibrilas possuem alto teor de enxofre, formando a matriz. Microfibrilas formam macrofibrilas, que formam fibras corticais que compõem o córtex do cabelo.

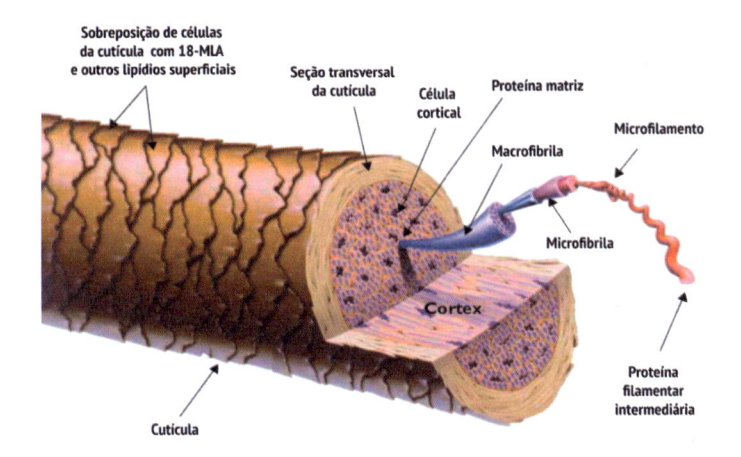

Figura: Estrutura do fio de cabelo — Sobreposição de células da cutícula com 18-MLA e outros lipídios superficiais; Seção transversal da cutícula; Célula cortical; Proteína matriz; Macrofibrila; Microfilamento; Microfibrila; Cortex; Proteína filamentar intermediária; Cutícula.

Cerca de 30% do córtex é formado pela matriz que contém mais cistina do que proteína na parte fibrosa. As fibras corticais que compõem o córtex do cabelo são as bases estruturais. Cerca de 60% do córtex é fibroso e 30% de proteína da matriz. A proteína da matriz é mais forte por causa de sua maior quantidade de cistina e envolve as fibras corticais do cabelo. Outros componentes do córtex incluem lipídios, pigmentos e água. A cutícula do cabelo é feita inteiramente de proteína da matriz e é mais forte do que a proteína fibrosa.

Os quatro principais aminoácidos encontrados no cabelo são a cistina, ácido glutâmico, arginina e serina. Além desses aminoácidos, inúmeras substâncias no cabelo atuam em conjunto, como glicogênio, água, colesterol, glicosaminoglicanos e vários elementos inorgânicos, como zinco, cobre, enxofre e sílica.

SISTEMA VASCULAR E NERVOSO DO COURO CABELUDO

A pele do couro cabeludo não poderia sobreviver sem o fornecimento de sangue, que fornece nutrição e remove resíduos. O sistema nervoso ajuda a manter o couro cabeludo em completo equilíbrio e a controlar a temperatura juntamente com o sistema circulatório.

Temos uma estrutura chamada plexo cutâneo, situado nas camadas subcutâneas que vascularizam o tecido adiposo, os folículos pilosos, as glândulas sudoríparas e as glândulas sebáceas. Substâncias que aumentam o calibre dos vasos sanguíneos, como minoxidil, incentivam o fluxo sanguíneo, levando mais nutrientes para o couro cabeludo, o qual é altamente vascularizado.

A regulação do fluxo sanguíneo através dos capilares é um dos mecanismos pelos quais o corpo regula a temperatura. O sangue normalmente flui das artérias para as arteríolas, então para os capilares e, em seguida, para as vênulas e finalmente para as veias.

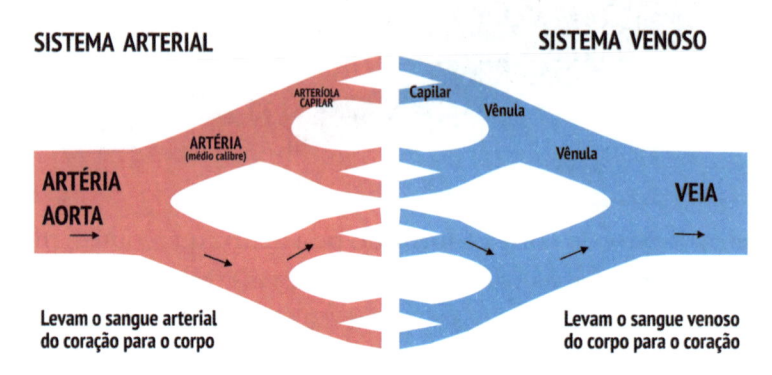

SISTEMA ARTERIAL

ARTERÍOLA CAPILAR
ARTÉRIA (médio calibre)
ARTÉRIA AORTA
Levam o sangue arterial do coração para o corpo

SISTEMA VENOSO

Capilar
Vênula
Vênula
VEIA
Levam o sangue venoso do corpo para o coração

O padrão dos pequenos vasos (capilares) em torno de cada folículo capilar é diferente de acordo com a fase do ciclo que se encontram. Folículos menores são cercados por sistemas vasculares menores. Os fios velos têm apenas alguns capilares ao redor da parte inferior do folículo. Já as glândulas sebáceas têm muitos capilares.

Os vasos sanguíneos convergem para os folículos a partir do plexo cutâneo. O sangue parte da papila dérmica para circundar o canal piloso do fio anágeno em um nível abaixo das glândulas sebáceas.

Na parte superior do folículo piloso, os vasos são extensões do plexo da derme profunda. A quantidade de tecido vascular na papila e o tamanho da papila em si estão relacionados ao tamanho do bulbo capilar e do folículo. Quanto maior o diâmetro da papila, mais capilares ela contém.

A quantidade de vascularização reduz nas fases catágena e telógena mas retorna na fase anágena no fio saudável. Podemos imaginar a irrigação superficial da pele como uma "esponja". Imagine essa esponja em contato com a água; ela irá absorver a água e se tornar úmida. A parte mais superficial da pele não possui vasos sanguíneos diretamente conectados, mas é nutrida, como nesse exemplo da esponja. Por isso, fatores que reduzem a vascularização, como cigarro e narguilé, afetam de maneira tão importante a pele e o couro cabeludo.

SISTEMA NERVOSO DO COURO CABELUDO E FOLÍCULO

Os filamentos nervosos circundam o folículo piloso abaixo das glândulas sebáceas. Os fios grandes têm um maior número de terminações nervosas do que os fios de cabelo menores.

Cada folículo capilar do corpo tem um suprimento nervoso. Existe pelo menos uma raiz dorsal de axônio disponível para cerca de 20 fios de cabelo. Dessa forma, o axônio deve receber impulsos de mais de um cabelo. Uma vez que os axônios estão conectados ao sistema nervoso central, um fio não tem um axônio somente para si. Se os nervos do cabelo são cortados enquanto o cabelo está crescendo ativamente, o cabelo não é afetado.

Cada folículo capilar humano é cercado por um colar de nervos. Os nervos nunca entram em contato com o folículo piloso. Com essa estreita relação entre nervos e cabelos, parece que uma das funções do cabelo é aumentar a percepção da superfície do corpo para estímulos.

Tal como acontece com os vasos sanguíneos ao redor do folículo piloso, o colar de nervos ao redor do folículo colapsa quando o folículo encolhe, à medida que passa da fase anágena para a fase catágena e então para a fase telógena.

O estresse causa inflamação dos nervos ao redor dos folículos capilares, que por sua vez provoca queda difusa de cabelo. Além disso, o cortisol liberado no estresse reduz a taxa de crescimento e pode colocar os fios que estão em fase anágena em fase catágena.

PROCESSO DE PIGMENTAÇÃO DO CABELO

Nosso corpo determina geneticamente a pigmentação da pele e do cabelo. Os grânulos de pigmento no cabelo e na pele são chamados de melanina e são produzidos por células chamadas melanócitos.

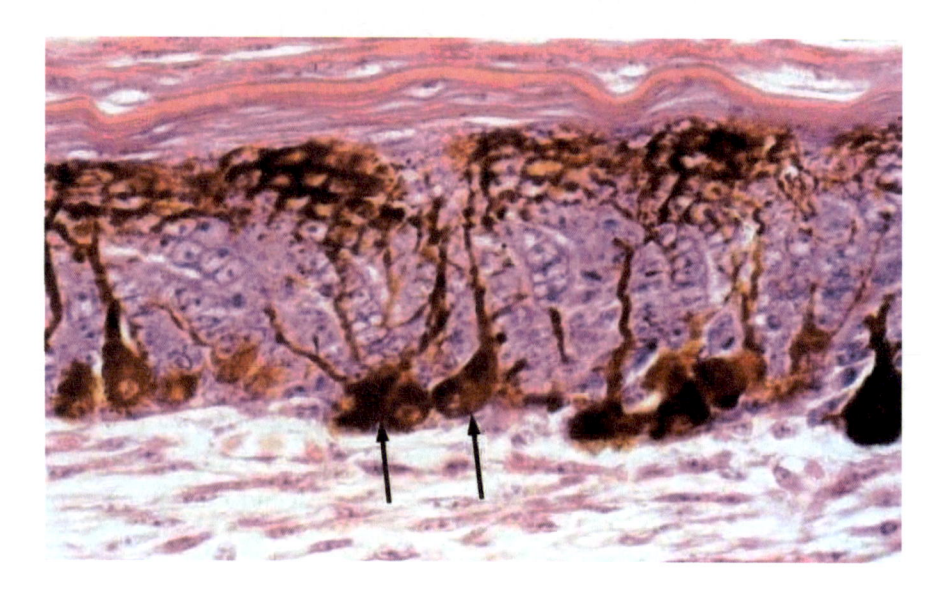

Os melanócitos estão situados na parte superior do bulbo capilar, na junção da epiderme e derme. A melanina produzida dentro deles é transferida pelos dendritos (prolongamentos da célula) dos melanócitos para outras células do bulbo capilar ou da epiderme.

EPIDERME

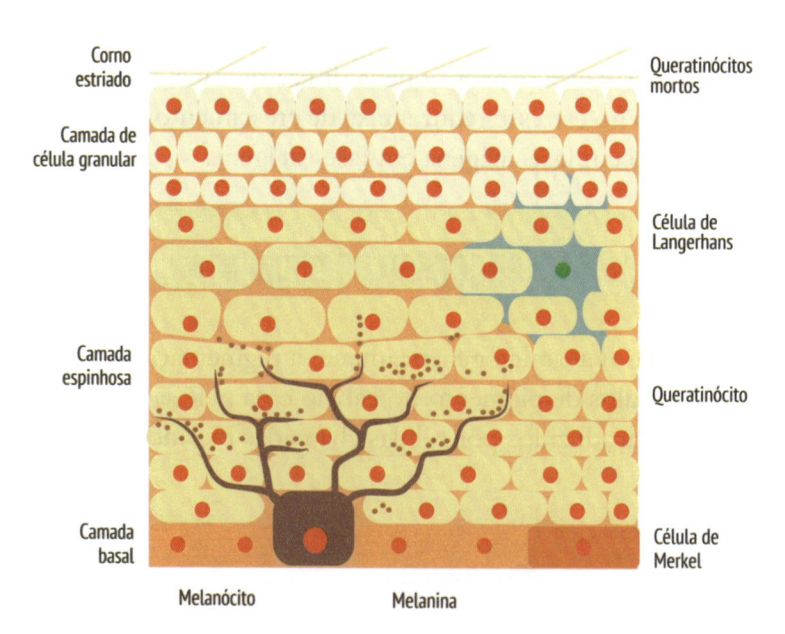

Corno estriado
Camada de célula granular
Camada espinhosa
Camada basal
Melanócito
Melanina
Queratinócitos mortos
Célula de Langerhans
Queratinócito
Célula de Merkel

A quantidade e a característica da melanina produzida determinam o fototipo de uma pessoa, e não a quantidade de melanócitos. Via de regra as pessoas de todos os fototipos possuem a mesma quantidade de melanócitos.

Existem dois tipos de melanina: a eumelanina e a feomelanina. A eumelanina é preta ou marrom, enquanto a feomelanina é amarelo-avermelhada. A cor do cabelo é determinada geneticamente de acordo com o tipo de pigmento, a quantidade e a distribuição.

Normalmente produzimos os dois tipos de pigmento; então, o que determina a cor do cabelo é a quantidade de cada pigmento produzido a partir dos melanócitos. A melanina está localizada no córtex do cabelo. O local exato da pigmentação dentro do córtex também influencia na cor.

A eumelanina confere ao cabelo uma cor mais escura se concentrada mais próximo da cutícula do que da medula.

A melanina é produzida a partir do aminoácido L-tirosina. O início do processo de formação da melanina ocorre na transcrição do RNA (material genético oriundo do DNA), que origina a enzima tirosinase. Essa enzima é um catalisador importante, o qual, por meio de uma complexa cadeia de reações oxidativas, converte a L-tirosina presente na pele em L-dopa e, em seguida, em melanina. Uma vez produzida, a melanina precisa ser transferida dos melanócitos para os queratinócitos localizados à sua volta.

A síntese da melanina ocorre a partir do aminoácido tirosina, catalisado pela enzima tirosinase, na presença de cobre. A enzima responsável pela síntese de melanina é a tirosinase. Essa enzima catalisa as duas primeiras etapas da reação bioquímica de formação da melanina, oxidando a tirosina em 3,4-diidroxifenilalanina (DOPA) e esta em DOPA-quinona. Após essa reação no interior dos melanossomas, a DOPA-quinona pode se combinar com o oxigênio, resultando em eumelanina, ou se combinar com enxofre, resultando em feomelanina. Alguns cremes para o combate de manchas têm como ação essa enzima tirosinase, a exemplo da hidroquinona.

A tirosina também pode ser produzida no corpo a partir de outro aminoácido, a fenilalanina. Para a produção de feomelanina, a cisteína é necessária.

A perda da cor, como envelhecimento natural do cabelo, é denominada canície. Isso pode ser acelerado por estresse oxidativo, quando o peróxido de hidrogênio não é decomposto pela enzima catalase sendo prejudicial para os melanócitos. A enzima catalase degrada o peróxido de hidrogênio que torna o cabelo branco.

Algumas doenças estão relacionadas à melanina como o vitiligo, doença autoimune em que o corpo cria autoanticorpos que atacam erroneamente o melanócito; é muito conhecida por conta do cantor Michael Jackson. Outra doença relacionada à melanina é o albinismo: por falha genética, o corpo é incapaz de produzir melanina, deixando a pessoa totalmente vulnerável à irradiação.

Durante a fase catágena do ciclo do cabelo, os melanócitos perdem força no bulbo capilar por apoptose (morte celular) e desaparecem depois que o folículo atinge a fase telógena. As células-tronco dos melanócitos, então, produzem novos melanócitos para o novo bulbo capilar na fase anágena.

Fototipo	Aparência	Reação à exposição solar	Pigmentação imediata (dura 6-8 horas)	Pigmentação retardada (dura 10-14 dias)
I	Pele muito branca, cabelo loiro ou ruivo, olhos claros e frequentemente sardas	Queima facilmente, nunca bronzeia	Nenhuma	Nenhuma
II	Pele branca, olhos claros, cabelo claro	Queima facilmente, bronzeia muito pouco	Fraca	Mínima a fraca
III	Pele clara, olhos e cabelos de cor variável	Queima um pouco e bronzeia gradualmente	Pouca	Baixa
IV	Pele moderadamente pigmentada a muito pigmentada	Raramente queima e bronzeia com facilidade	Moderada	Moderada
V	Escura ou do Sudoeste Asiático	Não queima e bronzeia	Intensa	Intensa
VI	Muito escura	Bronzeia facilmente	Muito intensa	Intensa

Poliose é o nome da condição em que a pessoa nasce ou desenvolve uma mancha de cabelo branco ou grisalho enquanto mantém a cor natural no restante do couro cabeludo. Pessoas com poliose apresentam diminuição do nível ou ausência total de melanina nas raízes dos cabelos afetados. A poliose pode ocorrer simultaneamente com doenças graves.

CAPÍTULO 4

NUTRIÇÃO EM TRICOLOGIA

Um cabelo saudável começa com uma boa nutrição. Nosso corpo necessita de nutrientes para a construção de pele, unhas e cabelos saudáveis. Imagine a construção de uma casa: a qualidade da matéria prima irá influenciar a qualidade do produto final, e a mesma coisa ocorre no cabelo. Você também entenderá a relação entre alimentação e distúrbios hormonais que causam a queda de cabelo. É importante que você comece a aplicar o conteúdo deste módulo em sua própria vida, pois isso fará toda a diferença no seu atendimento. Quando realmente mudamos alguns hábitos, servimos de exemplo para os pacientes, além de absorver pequenas dicas do dia a dia.

As proteínas são os blocos básicos da construção do corpo. Vimos que o componente mais abundante do cabelo é a proteína. Proteínas como carne, peixe e leite são compostas por aminoácidos e são diferenciadas umas das outras pela sequência de aminoácidos que constituem a proteína. Muitos aminoácidos diferentes formam proteínas.

Os carboidratos são os compostos orgânicos mais abundantes no mundo. Eles fornecem energia para o nosso corpo desempenhar suas funções básicas. São combinações de carbono, hidrogênio e oxigênio e compõem a celulose, um dos principais constituintes das plantas e que não é digerível pelo ser humano. As plantas armazenam açúcares e amidos na celulose. Exemplos de alimentos com carboidratos incluem arroz, cereais, massas, frutas e vegetais.

Os lipídios incluem gorduras, óleos e substâncias semelhantes às gorduras, que têm caráter oleoso e são insolúveis em água. Nosso corpo utiliza as gorduras como precursores hormonais e armazenamento de energia. Alimentos como laticínios, carne, peixe e frango contêm gorduras. Algumas dessas gorduras são "saturadas" e outras "insaturadas". As gorduras são a fonte mais rica de calorias.

As vitaminas formam um grupo de compostos orgânicos essenciais em pequenas quantidades para o metabolismo de outros nutrientes e para algumas funções específicas do corpo, como manutenção e crescimento. A maioria das vitaminas deve ser obtida de nossa dieta; não podem ser fabricadas pelo corpo.

As vitaminas foram divididas em grupos, com base em sua solubilidade em água e gordura. Vitaminas solúveis em gordura (A, D, E e K) são absorvidas no corpo com gorduras dietéticas. Elas podem ser armazenadas no corpo em quantidades moderadas, então não dependemos totalmente de um suprimento diário. No entanto, vitaminas solúveis em água, como vitamina B e vitamina C, não são armazenadas no corpo em grandes quantidades, sendo constantemente necessárias em nossa dieta.

Todas as coisas vivas requerem elementos inorgânicos para o seu processo de vida. Quatro por cento do peso do corpo humano é composto por elementos conhecidos como minerais. São exemplos de minerais o cálcio, magnésio, cobre, zinco, chumbo e mercúrio.

CARBOIDRATOS

A função mais vital dos carboidratos é a produção de energia. A glicose é a fonte de energia usada pelo cérebro e células nervosas para gerar energia. Uma falha no fornecimento de glicose ou oxigênio (que oxida a glicose para fornecer energia) para o cérebro rapidamente causará danos cerebrais. Embora proteínas e gorduras possam ser usadas para fornecer energia em situações de emergência, o corpo prefere usar carboidratos por serem mais fáceis de metabolizar. As proteínas são poupadas para seu papel principal de construção de tecido, mas em situações extremas podem ser usadas como fonte de energia pelo corpo.

Alguns carboidratos desempenham papéis reguladores importantes no processo digestivo. Ingerir alguns tipos de fibra ajuda no peristaltismo intestinal.

A frutose, parte do açúcar refinado ou sacarose, é uma das razões para o aumento de queda de cabelo. É encontrada normalmente nas frutas e em alimentos enriquecidos com xarope de frutose, como o xarope de milho presente em pães, massas e doces. A ligação entre queda de cabelo, hipertensão, níveis elevados de glicose no sangue e doença coronariana está bem estabelecida. A principal causa para todos esses problemas é a inflamação provocada pela ingestão de açúcares refinados.

O aumento de frutose e radicais livres são os agentes que causam a inflamação. Toda vez que consumimos excesso de açúcares, além do que o corpo é capaz de processar, geramos um fenômeno inflamatório chamado glicação. Todo o excesso de açúcar que ingerimos ou que não é metabolizado pelo organismo forma um complexo em conjunto com as proteínas, causando enrijecimento nas fibras de colágeno. Com isso, a pele e o couro cabeludo também ficam mais opacos, amarelados e sem viço, tornando-se mais suscetíveis ao aparecimento de rugas.

O processo de glicação forma os chamados AGE (advanced glycosylation end-products ou produtos de glicação avançada), responsáveis pela oxidação, inflamação e envelhecimento precoce.

Os AGE têm receptores específicos na nossa pele e no couro cabeludo. Além de intensificar os danos e a inflamação provocados pelos radicais livres, essa reação leva a um enrijecimento dos tecidos responsáveis pela firmeza e elasticidade da pele, causando danos nas fibras dérmicas, desencadeando então a flacidez e danos aos vasos sanguíneos.

A insulina tem como função reduzir os níveis de açúcar no sangue. Esse hormônio estimula o fígado a transformar a glicose em glicogênio, ativa o transporte de glicose através das membranas celulares e direciona a conversão de glicose em ácidos graxos.

A insulina é uma proteína, e o zinco aumenta a sua produção. Outro mineral, o cromo, faz parte do fator de tolerância à glicose, que ajuda as células do corpo a responder à insulina. O cromo pode ser benéfico como suplemento para hiperglicemia e hipoglicemia.

Toda vez que consumimos um carboidrato, o corpo detecta a variação dos níveis de glicose no sangue e libera insulina para metabolizá-la. Nossa dieta moderna é composta de diversos açúcares simples e carboidratos de alto índice glicêmico, o que libera uma grande quantidade de glicose no sangue e, consequentemente, insulina. Acontece que, com o passar dos anos, o receptor de insulina deixa de trabalhar de maneira eficaz, gerando a resistência insulínica. O corpo tenta compensar esse problema produzindo ainda mais insulina, o que traz uma série de efeitos deletérios para o corpo e para o cabelo.

Podemos imaginar a insulina e o receptor celular como uma chave (insulina) e uma fechadura (receptor). Imagine uma chave que está gasta de tanto usar; ela não poderá abrir de maneira eficaz, necessitando fazer cada vez mais força, o que consequentemente irá desgastar ainda mais a chave. Mesma coisa o receptor celular: após ser muito utilizado, ele deixa de agir de maneira eficaz.

Em pessoas saudáveis, a absorção de carboidratos e metabolismo funciona assim: você come algo com carboidratos (digamos uma batata). Seu sistema digestivo transforma o amido da batata em glicose. A glicose é um açúcar simples – essa é a forma de carboidrato que você usará como energia ou armazenará como gordura.

O açúcar no sangue aumenta temporariamente à medida que a glicose entra na corrente sanguínea. A insulina (produzida no pâncreas) aparece para tirar a glicose da corrente sanguínea e armazená-la em outro lugar (normalmente nos músculos, fígado e/ou tecido adiposo) para uso futuro. No final do dia, quando precisar de um pouco de energia, você pode usar a glicose armazenada.

Infelizmente esse sistema nem sempre funciona tão bem. A resistência à insulina é o que acontece quando a insulina tenta armazenar glicose, mas o resto do seu corpo resiste ao sinal da insulina, que não deixa a glicose entrar. A glicose, então, é armazenada como gordura.

ÍNDICE GLICÊMICO

Alguns alimentos podem fazer o açúcar no sangue subir muito rápido. Isso porque carboidratos como açúcares refinados e pão são mais fáceis para o corpo transformar em glicose e o açúcar que ele utiliza para obter energia do que carboidratos de digestão mais lenta, como os vegetais e grãos integrais.

O índice glicêmico representa uma maneira de diferenciar os "carboidratos bons", de ação mais lenta, dos "carboidratos ruins", mais rápidos. Você pode usá-lo para ajustar a contagem de carboidratos e ajudar a manter o açúcar no sangue mais estável.

O índice glicêmico é um número que fornece uma ideia da velocidade com que seu corpo converte os carboidratos de um alimento em glicose. Dois alimentos com a mesma quantidade de carboidratos podem ter números de índice glicêmico diferentes; quanto menor o número, menos impacto a comida exerce sobre o açúcar no sangue.
- 55 ou menos = baixo (bom);
- 56-69 = médio;
- 70 ou mais = alto (ruim).

Procure o índice glicêmico nos rótulos dos alimentos embalados. Você também pode encontrar na internet listas de índice glicêmico para alimentos comuns. Alimentos próximos de como são encontrados na natureza tendem a ter um índice glicêmico mais baixo do que alimentos refinados e processados.

- **PREPARAÇÃO:** gordura, fibra e ácido (como suco de limão ou vinagre) reduzem o índice glicêmico. Quanto mais você cozinhar amidos, como macarrão, maior será seu índice glicêmico;
- **MATURAÇÃO:** o índice glicêmico de frutas como banana aumenta à medida que amadurecem;
- **OUTROS** alimentos consumidos ao mesmo tempo: reduza o índice glicêmico geral de uma refeição combinando um alimento de alto índice com alimentos que contêm níveis mais baixos.

Sua idade, quão ativo você é e quão rápido digere os alimentos também afetam a forma como seu corpo reage aos carboidratos. Se você tem uma complicação do diabetes chamada gastroparesia, que retarda o esvaziamento do estômago, seu corpo vai absorver os alimentos muito mais lentamente.

CARGA GLICÊMICA

O índice glicêmico não deve ser o único aspecto a considerar ao fazer escolhas sobre o que comer. O fato de um alimento ter um índice glicêmico baixo não significa que ele seja muito saudável ou que você deva comê-lo muito. Calorias, vitaminas e minerais ainda são importantes.

Por exemplo, as batatas-fritas têm um índice glicêmico mais baixo do que a aveia e quase o mesmo que as ervilhas. Mas a aveia e as ervilhas têm mais nutrientes.

O tamanho das porções também importa. Quanto mais carboidratos você comer, mais eles afetarão o açúcar no sangue. Isso é o que a carga glicêmica lhe diz. Pense nisso como o índice glicêmico de uma quantidade específica desse alimento.

A carga glicêmica ajuda a contabilizar a quantidade e a qualidade de seus carboidratos ao mesmo tempo. Menos de 10 é baixo; mais de 20 é alto.

São alimentos com carga glicêmica mais baixa: grãos integrais, nozes, legumes, frutas, vegetais sem amido. São alimentos com alto índice glicêmico: batata, arroz branco, pão branco, alimentos açucarados, incluindo doces, biscoitos, bolos e bebidas doces.

RESISTÊNCIA À INSULINA

Agora que você entendeu esses conceitos básicos de Nutrição e Endocrinologia, poderá entender a relação entre eles e a queda de cabelo. A maioria das pessoas pensa em diabéticos quando lê a palavra insulina, mas os problemas com a insulina podem ocorrer em várias condições diferentes, mesmo em pessoas com glicose no sangue normal. Pessoas com resistência à insulina geralmente contêm níveis excessivamente altos desse hormônio porque ele não funciona corretamente.

Devido às dietas e estilos de vida modernos, quase todas as pessoas produzem mais insulina do que deveriam no pâncreas. Esse é um problema porque, se os níveis de insulina no sangue estão altos há anos, as células do seu corpo começam a ignorá-los. A insulina se torna cada vez menos eficaz em seu importante trabalho no corpo, que é inserir glicose dentro das células para que você possa queimá-la e obter energia.

Mulheres com resistência à insulina têm maior probabilidade de obesidade do tipo central, sofrer de síndrome dos ovários policísticos, queda de cabelo, acne (espinhas) e excesso de pelos faciais. Também são mais propensas a um histórico familiar de diabetes tipo 2. Níveis elevados de insulina em mulheres podem causar produção excessiva de hormônios masculinos, níveis excessivos de hormônios "livres" ou aumento da sensibilidade aos níveis normais de hormônios masculinos. Quando isso acontece, a queda de cabelo do couro cabeludo pode ocorrer na frente e nas laterais, no padrão masculino.

TRATADO INTERNACIONAL DE TRICOLOGIA

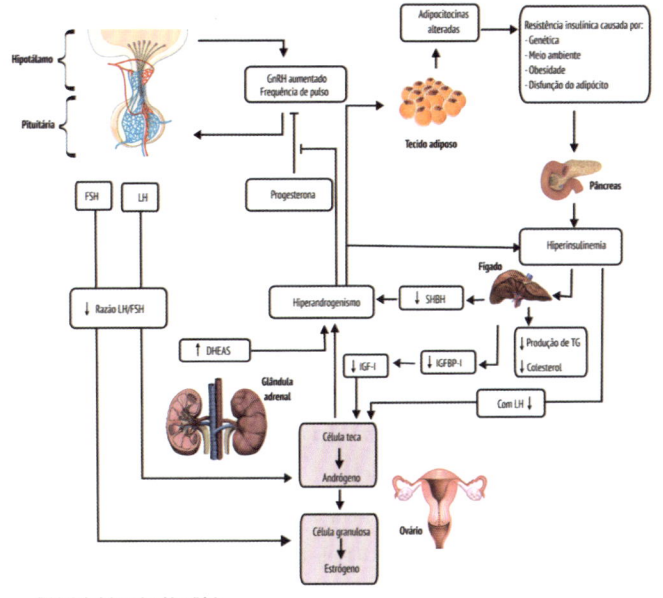

Fisiologia da síndrome do ovário policístico

DHEAS: sulfato de deidroepiandrosterona; FSH: hormônio folículo-estimulante; GnRH: hormônio liberador de gonadotropina; IGH-I: fator de crescimento semelhante à insulina; IGFBP-I: proteína de ligação ao fator de crescimento semelhante à insulina; LH: hormônio luteinizante; PCOM: morfologia ovariana policística; SHBG: proteína de ligação ao hormônio sexual; TG: triglicérides

Sintomas da síndrome do ovário policístico

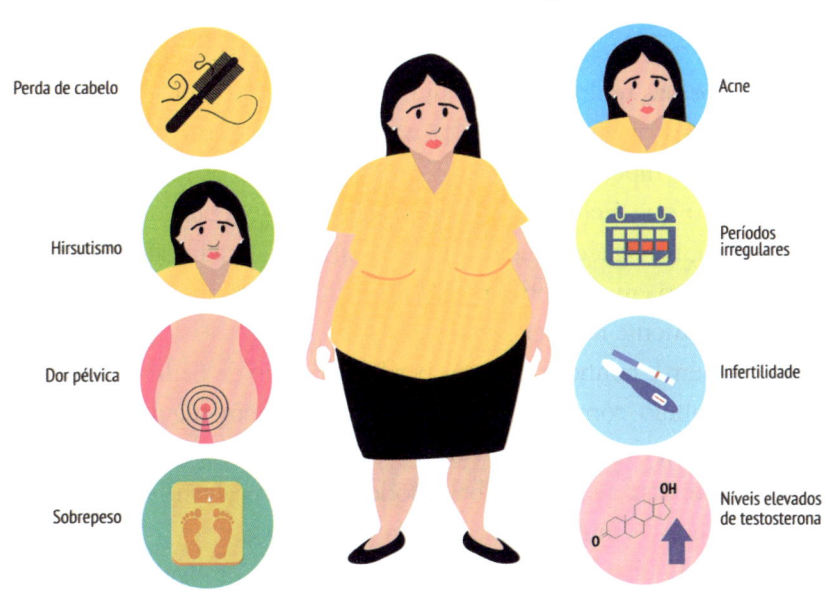

- Perda de cabelo
- Hirsutismo
- Dor pélvica
- Sobrepeso
- Acne
- Períodos irregulares
- Infertilidade
- Níveis elevados de testosterona

89

SÍNDROME DO OVÁRIO POLICÍSTICO

A síndrome do ovário policístico (SOP) indica que os ovários não estão respondendo como deveriam aos sinais hormonais da glândula pituitária. Isso significa que os folículos ovarianos não se rompem e liberam um óvulo – como deveriam – em vez de crescer e se tornar um cisto. Nesse ponto, eles também continuam a liberar hormônios, principalmente estrogênio e testosterona, e são esses hormônios em excesso que causam estragos no cabelo.

Os sintomas mais conhecidos da SOP são períodos irregulares ou ausentes; ganho de peso; aumento do crescimento de pelos no rosto e no corpo; pele oleosa; queda de cabelo.

Vamos entender os hormônios androgênios. Os principais são testosterona e androstenediona. Outros incluem diidrotestosterona (DHT), deidroepiandrosterona (DHEA) e sulfato de DHEA (DHEA-S).

Comumente chamados de hormônios masculinos, os androgênios são, na verdade, produzidos naturalmente nos ovários, nas glândulas suprarrenais e nas células de gordura do corpo feminino. Eles desempenham um papel fundamental na puberdade, estimulando o crescimento dos pelos pubianos e nas axilas, controlam o grau e a frequência da perda de sangue durante a menstruação e se convertem em estrogênio. Os níveis de androgênios nas mulheres são muito mais baixos do que nos homens; então, quando os ovários se transformam em cistos e produzem muito, conhecido como hiperandrogenismo, podem destruir os folículos capilares, causando o que é chamado de alopecia androgenética (androgenetic alopecia, AAG, na sigla em inglês). Isso significa que cada cabelo afetado se torna mais fino em diâmetro, mais curto em comprimento e mais claro na cor, até finalmente não ser produzido.

Isso também é conhecido como perda de cabelo de padrão feminino. A queda de cabelo começa no topo da cabeça e, em seguida, se espalha gradualmente, de modo a envolver a maior parte do topo da cabeça. Eventualmente, essa queda de cabelo pode se tornar calvície severa, especialmente quando as mulheres passam da menopausa.

O principal culpado é, na verdade, a DHT, que se liga a receptores nos folículos do couro cabeludo e os encolhe, tornando impossível a sobrevivência de um cabelo saudável. Isso é exacerbado pelo fato de que a ausência de ovulação causou falta de progesterona, que normalmente se ligaria aos mesmos receptores, evitando a queda de cabelo.

A AAG nem sempre é causada pela SOP. Um estudo de 2011 revelou que 16% das 70 mulheres que apresentam sintomas semelhantes aos da SOP tiveram queda de cabelo, enquanto todas as participantes tiveram problemas menstruais, 81% estavam acima do peso, 86% tinham ovários policísticos na ultrassonografia, 56% tinham hirsutismo, 53% tinham acne, 23% tinham acantose nigricans e 38% tinham tolerância à glicose não diagnosticada ou diabetes.

Um estudo de 2014, analisando 254 mulheres com SOP, descobriu que 22% tinham AAG. E, em 2016, um estudo analisando 390 mulheres com idade entre 17 e 35 e com SOP descobriu que 36% tinham AAG.

Por isso é importante evitar açúcar na dieta ou reduzir significativamente o seu consumo. O açúcar e o excesso de carboidratos em geral são os maiores responsáveis pela resistência à insulina, a qual, por uma complexa cascata de eventos, acaba gerando hormônios ruins para o cabelo, provocando a queda.

O jejum intermitente funciona bem para ajudar a reduzir a sensibilidade à insulina. Isso pode significar jantar cedo e tomar café da manhã tarde, a fim de estender o jejum noturno. Às vezes isso é difícil, devido ao horário de trabalho.

O exercício melhora a sensibilidade à insulina. Os músculos possuem uma alta capacidade de absorver a glicose (açúcar) no sangue quando são estimulados. O ideal é que você faça alguns exercícios cardiovasculares que o deixem sem fôlego e alguns exercícios de fortalecimento muscular que usem pesos ou o seu próprio peso corporal.

A inflamação excessiva no corpo pode piorar a resistência à insulina. Você pode reduzir a inflamação minimizando ou evitando glúten, trigo, laticínios, álcool e qualquer alimento a que possa ter alergia ou intolerância.

LIPÍDIOS

As gorduras fornecem energia: 1 g fornece 9,3 calorias de energia. Gorduras armazenadas em todo o corpo estão continuamente disponíveis para conversão em energia. Não apenas as gorduras armazenadas em tecido adiposo, mas qualquer glicose ou aminoácidos não utilizados prontamente pelo corpo podem ser sintetizados em gorduras e depois armazenados.

Os tecidos adiposos ou gordurosos humanos são encontrados sobretudo na cavidade abdominal e tecidos subcutâneos da pele. O tecido adiposo envolve vários órgãos e é encontrado em todo o tecido muscular.

As gorduras tendem a sair do estômago de forma relativamente lenta, cerca de 3,5 horas depois da digestão. Elas servem como transportadores para as vitaminas lipossolúveis A, D, E e K. Assim, a eliminação de gorduras da dieta leva à redução da absorção dessas vitaminas. Qualquer fator que interfira na absorção de gorduras, como a obstrução do ducto biliar, reduz a disponibilidade das vitaminas lipossolúveis.

A gordura serve como isolante do corpo e como acolchoamento contra o atrito. Ela ajuda a proteger nossos órgãos contra choques físicos e também protege o corpo contra a perda excessiva de calor no frio. A bainha de mielina, que cobre os axônios dos nervos, é rica em substâncias gordurosas. Os fosfolipídios formam as membranas celulares e, consequentemente, são importantes na regulação da permeabilidade celular. Eles estão especialmente concentrados no tecido nervoso e no fígado.

Os lipídios, frequentemente definidos em termos de solubilidade, formam um grupo de substâncias que são insolúveis em água e solúveis em substâncias gordurosas e solventes orgânicos. Incluem gorduras, óleos, ceras e esteroides. O consumo de gordura tem sido associado a grande quantidade de calorias e obesidade.

Os tipos e as quantidades de gorduras consumidas influenciam a concentração de colesterol e triglicerídeos no sangue. Agora é sabido que muita gordura no sangue é uma influência sobre doença cardíaca coronariana. As gorduras são a fonte mais rica de calorias de qualquer alimento. A maioria delas é estruturalmente semelhante, compostas de átomos de oxigênio, hidrogênio e carbono.

As gorduras que você ingere, sejam animais, vegetais, saturadas ou insaturadas, têm cerca do mesmo número de calorias por unidade de peso. As gorduras saturadas são consideradas piores para a saúde do que as insaturadas. As insaturadas contêm pelo menos uma ligação dupla ou tripla em sua estrutura e também são chamadas de ácidos graxos essenciais.

"Essencial" significa que precisamos obter essas gorduras dos alimentos. A principal função delas é a de matéria-prima para a produção de prostaglandinas em nossas células. As prostaglandinas são substâncias semelhantes a hormônios essenciais para diversos processos do corpo. A deficiência dos ácidos graxos essenciais pode levar à perda difusa de cabelo, pele vermelha, sobrancelhas e cabelos secos e claros.

As gorduras são identificadas como saturadas ou insaturadas, dependendo de serem duplas ou triplas ligações (insaturadas) existentes na estrutura. Os ácidos graxos insaturados (normalmente óleos) são líquidos, enquanto os ácidos graxos saturados têm pontos de fusão mais altos e são normalmente sólidos à temperatura ambiente. Os ácidos graxos de cadeia longa são ácidos graxos com doze ou mais átomos de carbono em sua estrutura. A maioria dos óleos vegetais é relativamente rica em ácidos graxos mono e poli-insaturados, enquanto as gorduras animais são ricas em ácidos graxos saturados. O óleo de coco é composto por ácidos graxos saturados, mas é líquido porque tem predominância de cadeias curtas de ácidos graxos.

A molécula mais comum nas gorduras alimentares e corporais é o triglicerídeo, feito de três ácidos graxos ligados a uma molécula de glicerol. As propriedades de triglicerídeos específicos dependem dos ácidos graxos que eles contêm. Quando os lipídios são combinados com um não lipídio, são chamados de lipídios compostos. Exemplos comuns são os fosfolipídios, que contêm fósforo, glicolipídios, que contêm carboidratos e lipoproteínas, que contêm proteínas. A lecitina (que contém colina) é um fosfolipídio. Os lipídios derivados incluem compostos que são relacionados ao acetato. Esteroides, como o colesterol, são um exemplo.

As lipoproteínas funcionam como moléculas de transporte de lipídios. Você provavelmente está familiarizado com as lipoproteínas de alta densidade (HDL), que transportam o colesterol dos tecidos periféricos para o fígado, de onde o colesterol pode ser excretado através da síntese biliar, e as lipoproteínas de baixa densidade (LDL), que transportam lipídios para os tecidos periféricos.

O colesterol serve como precursor para os hormônios sexuais e hormônios adrenocorticais, assim como a vitamina D e a bile.

ÔMEGA-3

Os ácidos graxos ômega-3 são um tipo de nutriente presente em certos alimentos. Eles desempenham um papel importante em várias funções do organismo. Os principais tipos de ômega-3 são o ácido alfa-linolênico (ALA), ácido eicosapentaenoico (EPA) e ácido docosaexaenoico (DHA). O ALA vem de óleos vegetais, como canola e óleos de linhaça. Peixes e outros frutos do mar são fontes de EPA e DHA.

Alguns estudos sugerem que o ômega-3 pode ajudar no crescimento do cabelo. Um estudo de 2018 descobriu que uma fonte importante de ômega-3, o óleo de peixe, estimulou o crescimento de cabelo em roedores. Os pesquisadores isolaram folículos de rato e os trataram com óleo de peixe fermentado de cavala, que contém ácidos graxos ômega-3. Após 14 dias, as fibras capilares dos folículos tratados eram mais longas do que as dos folículos não tratados. A equipe também descobriu que o óleo ajudou a mover o cabelo para a sua fase ativa de crescimento quando aplicado na pele de ratos raspados.

Finalmente, os pesquisadores analisaram os efeitos do óleo de peixe fermentado e do DHA especificamente em um certo tipo de célula que controla o crescimento do folículo capilar. Ambas as substâncias estimularam o crescimento dessas células.

Um estudo de 2015 em humanos analisou o efeito de um suplemento contendo ácidos graxos ômega-3 e ômega-6 na perda de cabelo de padrão feminino. Dos 120 participantes, metade tomou o suplemento por 6 meses, enquanto a outra metade não. Os cientistas descobriram que o grupo de tratamento tinha mais cabelo na fase de crescimento ativo do que o grupo de controle.

Um estudo de 2015 também observou que os participantes que tomaram os suplementos de ômega-3 e ômega-6 tinham cabelos mais grossos do que os do grupo de controle. Quase 90% dos participantes do grupo do suplemento relataram que seus cabelos estavam mais grossos e estavam percebendo menos queda de cabelo. A American Academy of Dermatology (AAD) citou essas descobertas em um artigo sobre queda de cabelo de padrão feminino, a causa mais comum de queda de cabelo em mulheres.

O ômega-3 têm outros benefícios à saúde e poucos efeitos colaterais possíveis. Algumas pesquisas sugerem que ele também pode trazer benefícios em:

- Saúde do coração: quem consome frutos do mar de 1 a 4 vezes por semana tem menor risco de morrer de doença cardíaca. O mesmo benefício não resulta da ingestão de suplementos de ômega-3;
- Artrite: os suplementos de ômega-3 podem ajudar a aliviar os sintomas da artrite reumatoide;
- Função cerebral: algumas pesquisas sugerem que as pessoas que obtêm ômega-3 de alimentos como peixes têm um risco menor de Alzheimer;
- Visão: algumas descobertas indicam que uma dieta rica em ômega-3 pode reduzir o risco de degeneração macular relacionada à idade, que pode causar perda de visão.

ÓLEO DE COCO

O óleo de coco é um óleo feito de cocos crus ou secos. Parece manteiga sólida e branca em temperatura ambiente e derrete quando aquecida. Esse óleo natural é tradicionalmente utilizado como alimento para cozinhar e como tratamento capilar e estético.

Existem muitas pesquisas médicas sobre os benefícios do óleo de coco à saúde do corpo, da pele e do cabelo. Ele pode ajudar a melhorar a saúde do cabelo e do couro cabeludo por combater infecções fúngicas. Um estudo laboratorial recente descobriu que o óleo de coco ajudou a eliminar alguns tipos de infecções fúngicas.

Além disso, o óleo de coco pode ajudar a curar ou prevenir a caspa e outros fungos no couro cabeludo. Sendo esse óleo uma gordura saturada natural, seu alto teor de gordura pode ajudar a acalmar a irritação, descamação e coceira do couro cabeludo.

A gordura do óleo também pode ajudar a reter a umidade do cabelo. Uma revisão em 2015 observou que o óleo de coco é absorvido pelos fios melhor do que o óleo mineral e outros tipos de óleo, o que pode ajudar a prevenir a quebra do cabelo e as pontas duplas.

Outra revisão sobre os usos do óleo de coco na Índia descobriu que ele pode ajudar a reduzir a perda de proteína no cabelo, o que evita cabelos secos ou quebradiços. Os pesquisadores observaram que, naquele país, o óleo é usado como máscara para o cabelo antes do banho e como condicionador leave-in depois do banho.

Usar uma pequena quantidade de óleo de coco no cabelo molhado antes de secar ou usar um estilizador de calor pode proteger o cabelo da água e do calor.

A fadiga higroscópica ocorre quando o cabelo incha com o excesso de água. O alto inchaço pode danificar o cabelo ou quebrá-lo, podendo torná-lo mais seco e fraco com o tempo.

ÓLEO DE COCO E DHT

Nos homens, a testosterona desempenha um papel importante no crescimento de músculos e pelos corporais, saúde óssea e função sexual. Os níveis de testosterona atingem o pico em homens por volta dos 19 anos e diminuem cerca de 16% aos 40, em média. A maior parte da testosterona em seu sangue está ligada a duas proteínas: albumina e globulina ligadora de hormônio sexual (SHBG).

A SHBG está fortemente ligada à testosterona, tornando o hormônio indisponível para uso por seu corpo, enquanto a albumina tem uma ligação fraca e pode ser usada. A testosterona restante, conhecida como testosterona livre, não está ligada às proteínas e pode ser usada prontamente pelo corpo. Testosterona livre e testosterona ligada à albumina compõem sua testosterona biodisponível ou utilizável. A soma de sua testosterona biodisponível e ligada ao SHBG compõe sua testosterona total.

O óleo de coco contém uma alta porcentagem de gordura MCT (medium chain triglycerides) – cerca de 54% - na forma de ácido láurico (42%), ácido caprílico (7%) e ácido cáprico (5%). Foi demonstrado que esses MCT afetam um hormônio semelhante à testosterona, chamado diidrotestosterona.

Seu corpo usa a enzima chamada 5-alfarredutase para converter cerca de 5% da testosterona livre em DHT. Curiosamente, os MCT, especialmente o ácido láurico, mostraram bloquear a enzima que converte a testosterona em DHT, em tubos de ensaio e estudos com animais. Os medicamentos chamados inibidores da 5-alfarredutase, prescritos para o tratamento da queda de cabelo de padrão masculino, funcionam da mesma maneira, bloqueando a enzima 5-alfarredutase.

ÓLEO DE SEMENTE DE ABÓBORA

Foi publicado em 2014 um estudo sobre o óleo de semente de abóbora e a queda de cabelo, em que homens com calvície tomaram suplementos de sementes de abóbora ou placebo. Os resultados mostraram que aqueles que tomaram suplementos experimentaram 30% mais crescimento do cabelo do que aqueles que receberam o placebo (pílula de farinha).

Não há evidência clínica de efeitos colaterais da suplementação de semente de abóbora por um longo período. Porém, uma teoria científica de como a semente de abóbora funciona para a queda é que os fitosteróis do óleo promovem o crescimento do cabelo.

Os fitosteróis são esteróis encontrados em muitas plantas e são muito parecidos com os colesteróis, só que mostram benefícios de saúde positivos. Supostamente eles podem bloquear enzimas e hormônios do couro cabeludo que causam queda de cabelo, o que significaria que o óleo de semente de abóbora rico em fitosterol pode ajudar.

Estudos sobre outros ingredientes naturais contendo fitosteróis também sugeriram que essa teoria poderia funcionar. Isso inclui um estudo de 2017 sobre óleos vegetais ricos em fitosteróis e ácidos graxos ômega-3. Houve também um estudo de 2016, mostrando que o Saw Palmetto funcionou da mesma maneira.

As abóboras, como todas as plantas que têm uma relação próxima com o solo, são uma excelente fonte de nutrientes minerais. Os ácidos graxos isolados do óleo de semente de abóbora têm sido utilizados na Medicina por suas propriedades anti-inflamatórias e incluem principalmente o linoleico, seguido pelo ácido oleico, palmítico e esteárico.

A evidência é clara: o óleo de semente de abóbora parece reduzir os níveis de DHT no tecido, sem induzir os efeitos colaterais sexuais.

Um estudo induziu hiperplasia prostática (próstata aumentada) em ratos injetando testosterona sob a pele. Os pesquisadores descobriram que o óleo de semente de abóbora impedia o aumento da próstata em ratos tratados com testosterona devido à inibição da 5-alfarredutase tipo II. Esse estudo chegou a uma conclusão semelhante, ao investigar o efeito do óleo no crescimento da testosterona/próstata induzida por drogas.

Os mesmos resultados são verdadeiros em estudos em humanos. Esses pesquisadores avaliaram os efeitos do óleo na hiperplasia prostática benigna sintomática (novamente: aumento da próstata) e determinaram que ele reduziu os sintomas da próstata e melhorou a qualidade de vida após três meses de tratamento. Sem os efeitos colaterais sexuais.

Além de tudo isso, o óleo de semente de abóbora tem propriedades anti-inflamatórias – entenda a conexão inflamação-perda de cabelo.

A inflamação crônica do couro cabeludo está intimamente ligada à perda de cabelo. Ela promove a formação de placa arterial (aterosclerose) nos vasos que sustentam nossos folículos capilares. Com o tempo, essa placa arterial pode se acumular e levar a cicatrizes e calcificação arterial.

Essa calcificação também ocorre nos vasos sanguíneos que sustentam os folículos capilares do couro cabeludo. O efeito final: fluxo sanguíneo e entrega de oxigênio reduzidos aos folículos capilares do couro cabeludo, fazendo que nosso cabelo miniaturize, encolha e eventualmente desapareça.

Se quisermos evitar (ou reverter) a perda de cabelo, precisamos reduzir o acúmulo de placa arterial em nossos vasos sanguíneos. Felizmente, o óleo de semente de abóbora pode ajudar nisso.

Antioxidantes do óleo podem ajudar a reduzir a inflamação do couro cabeludo.

O óleo contém antioxidantes (substâncias que impedem a oxidação e degradação de nossas células e tecidos), especificamente os tocoferóis (vitamina E). Por exemplo: um estudo em ratos mostrou que o óleo de semente de abóbora reduz os mediadores inflamatórios de maneira semelhante à indometacina (um medicamento não esteroide usado para artrite), especialmente na fase crônica da inflamação. O estudo apontou ainda que 100 UI/kg de alfa-tocoferóis foram suficientes para diminuir a expressão do fator de crescimento transformador beta-1 e do estresse oxidativo, dois biomarcadores intimamente ligados à inflamação e à perda de cabelo.

Os ácidos graxos do óleo de semente de abóbora também podem reduzir a inflamação. Além do seu teor em tocoferol, o óleo é abundante em ácidos graxos insaturados, sobretudo ácido linoleico. Evidências indicam que esse ácido (quando não oxidado) tem fortes efeitos anti-inflamatórios.

Pesquisas mostram que o ácido linoleico conjugado inibe uma enzima pró-inflamatória conhecida como cicloxigenase (COX-2), a qual é tão eficaz na redução da gravidade da artrite e das proteínas de sinalização inflamatória quanto medicamentos para dor nas articulações.

Além disso, um estudo recente em humanos avaliou os efeitos anti-inflamatórios do ácido linoleico conjugado em jovens do sexo masculino que realizam exercícios exaustivos. Os indivíduos que receberam ácido linoleico conjugado apresentaram redução significativa nos marcadores inflamatórios.

Sem surpresa, todas essas proteínas sinalizadoras estão associadas ao início da calcificação – o mesmo tipo que vemos no couro cabeludo de homens e mulheres com perda de cabelo.

A CONEXÃO DO ÓLEO DE SEMENTE DE ABÓBORA COM A PERDA DE CABELO E ZINCO

A pele possui a terceira maior quantidade de zinco em todos os tecidos do corpo. De fato, o zinco é necessário para a proliferação e diferenciação das células na camada mais externa de nossa pele, os queratinócitos epidérmicos. E, curiosamente, as evidências mostram que os queratinócitos epidérmicos são parcialmente responsáveis pela proliferação de folículos capilares. Portanto, não é surpresa que deficiências em zinco, magnésio e cálcio estejam associadas à perda de cabelo.

Um estudo mostrou que a deficiência de zinco está associada a formas irregulares e difusas de perda de cabelo em crianças. Uma metanálise recente descobriu que pessoas com alopecia areata tinham níveis séricos mais baixos de zinco em comparação com indivíduos saudáveis.

A boa notícia: o óleo de semente de abóbora é abundante nesses mesmos minerais: zinco, magnésio, ferro e cálcio. Como resultado, consumi-lo regularmente tem um efeito protetor contra a perda de cabelo causada pela deficiência de nutrientes.

ÓLEOS USADOS TOPICAMENTE NO CABELO

Hoje em dia vemos muitas receitas caseiras prometendo milagres com óleos vegetais. A indústria de cosméticos pesquisa durante anos e investe milhões para desenvolver fórmulas com concentrações e veículos específicos para cada tipo de óleo, e não é uma simples receita caseira que irá resolver todos os problemas. Como tricologista, é importante saber as características dos principais óleos utilizados nos produtos.

- **ÓLEO DE RÍCINO**

Proveniente da mamona (Ricinus communis), o óleo de mamona é rico em ácido ricinoleico, um tipo de ácido graxo que combate a inflamação do couro cabeludo. Faltam pesquisas testando os efeitos do óleo de rícino em qualquer tipo de problema relacionado ao cabelo. Ainda assim, algumas pesquisas mais antigas (incluindo um estudo publicado no Journal of Cosmetic Science, em 2003) indica que o óleo de mamona pode melhorar a aparência do cabelo, aumentando seu brilho.

Em nível molecular, o óleo de rícino é um ácido graxo de cadeia longa. O ácido graxo ricinoleico estimula o receptor da prostaglandina E2, que pode levar à dilatação dos vasos sanguíneos. Quando aplicado no couro cabeludo, o aumento da dilatação dos vasos sanguíneos aumenta o fluxo de sangue rico em oxigênio e nutrientes para a usina de força do folículo, a papila dérmica ou a raiz do cabelo.

- **ÓLEO DE ROSA MOSQUETA**

Feito do arbusto de Rosa canina, o óleo de rosa mosqueta é um extrato feito de sementes e frutas prensadas. Isso é diferente dos extratos de óleo de rosa, feitos das verdadeiras pétalas de flores de rosa. De modo geral, o óleo de rosa mosqueta tem muitos componentes importantes, a exemplo dos ácidos graxos saudáveis, como os ácidos linoleico e oleico; antioxidantes, como o licopeno e a vitamina C, que podem ajudar a combater os radicais livres, aumentar o colágeno e hidratar a pele; vitamina A, que atua contra rugas e danos do sol; anti-inflamatórios, como polifenóis e vitamina E.

O óleo de rosa mosqueta pode ajudar em certas condições inflamatórias do couro cabeludo. Um estudo analisou as potenciais qualidades da rosa mosqueta no alívio da osteoartrite. Descobriu-se que o pó de rosa mosqueta pode reduzir a inflamação e a dor, o que pode significar que o óleo é capaz de tratar doenças inflamatórias da pele, a exemplo da dermatite (eczema), psoríase e rosácea, embora mais pesquisas sejam necessárias.

Certas propriedades do óleo de rosa mosqueta podem ajudar a aumentar a resistência do cabelo, promovendo o crescimento geral. Essas propriedades incluem ácidos graxos, licopeno e vitamina C.

- **ÓLEO DE ARGAN**

É feito dos grãos frescos da fruta da árvore de argan, no Marrocos. O óleo de argan puro tem sido usado durante séculos para cozinhar e como remédio caseiro para a saúde e a beleza, incluindo a queda de cabelo. Hoje ele pode ser encontrado em diversos produtos para os cabelos e para a pele.

Foi demonstrado que o óleo de argan proporciona vários benefícios à saúde quando aplicado na pele, e muitos desses benefícios se estendem ao cabelo. O óleo contém ácidos graxos e antioxidantes poderosos, como a vitamina E, que comprovadamente trazem benefícios para o couro cabeludo e o cabelo.

É usado principalmente como hidratante para pele e cabelo porque é rico em ácidos graxos, sobretudo ácido oleico e ácido linoleico. Esses óleos lubrificam a haste do cabelo e ajudam a manter a umidade.

O óleo de argan também é rico em vitamina E, que fornece uma camada de gordura ao cabelo e couro cabeludo, podendo ajudar a prevenir o ressecamento e aumentar o brilho. Com suas propriedades anti-inflamatória e antioxidante, pode ajudar a prevenir ou aliviar problemas de pele, incluindo aqueles que podem afetar o couro cabeludo e causar queda de cabelo, como psoríase e dermatite seborreica.

Os ácidos graxos de cadeia média do óleo de argan têm um efeito protetor que pode ajudar a prevenir danos causados pela lavagem. Pesquisas apontam que outros óleos que são ricos em ácido linoleico, ácido oleico e ácido palmítico adicionam uma camada protetora ao cabelo que melhora o pentear e o protege contra quebras durante a modelagem térmica. O tratamento com o óleo também reduziu a formação de pontas duplas, o que pode resultar em um cabelo mais espesso e de aparência mais saudável.

Um estudo de 2013 também descobriu que o óleo de argan reduziu os danos causados pela tintura de cabelo quando aplicado em cabelos caucasianos após o processamento da coloração. Além disso, a vitamina E que o óleo de argan tem em abundância demonstrou melhorar o crescimento do cabelo em um estudo.

Os poderosos antioxidantes e ácidos graxos nutritivos do óleo de argan ajudam a manter o cabelo hidratado e protegem contra danos ao penteado e causados por radicais livres.

- **ÓLEO DE ABACATE**

O óleo de abacate é rico em antioxidantes, minerais, ácidos graxos essenciais, biotina, vitaminas A, B-5 e E. A biotina, a vitamina B-5 e a vitamina E promovem a saúde do cabelo.

Tratar o cabelo com abacate hidrata, repara e fortalece o cabelo. Um estudo da International Journal of Trichology descobriu que minerais como os do óleo de abacate podem ajudar a selar as células da cutícula, o que pode impedir a quebra do cabelo.

- **ÓLEO DE LAVANDA**

O óleo essencial de lavanda recentemente ganhou atenção por estimular o crescimento do cabelo. Um estudo de 2016 descobriu que esse óleo aplicado em ratos fazia crescer mais os cabelos, que também ficaram mais grossos do que o normal.

Esse benefício é muito mais eficaz quando o óleo se infiltra na pele. De acordo com esse estudo, o óleo de lavanda pode ajudar em problemas como calvície ou alopecia. A lavanda também possui propriedades antimicrobianas, observadas numa revisão de 2014. Isso significa que ela ajuda a prevenir o crescimento de bactérias e fungos.

Um estudo de 2011 descobriu que o óleo essencial de lavanda pode ajudar a prevenir os piolhos, podendo até matá-los. Um estudo de 2012, por sua vez, testou o óleo usado topicamente em inflamações e úlceras da pele com sucesso, reduzindo a inflamação e acelerando o processo de cicatrização.

Seu aroma pode literalmente acalmar o sistema nervoso. Em um experimento de 2012, pessoas experimentaram maior relaxamento, prazer e melhor humor após inalar sua fragrância.

PROTEÍNAS

As proteínas são essenciais para o crescimento e desenvolvimento de cabelo, unhas e pele. Cerca de 20% da proteína da ingestão é usada para repor a pele. A natureza de uma proteína é determinada pelo arranjo dos aminoácidos determinados pelos genes (DNA).

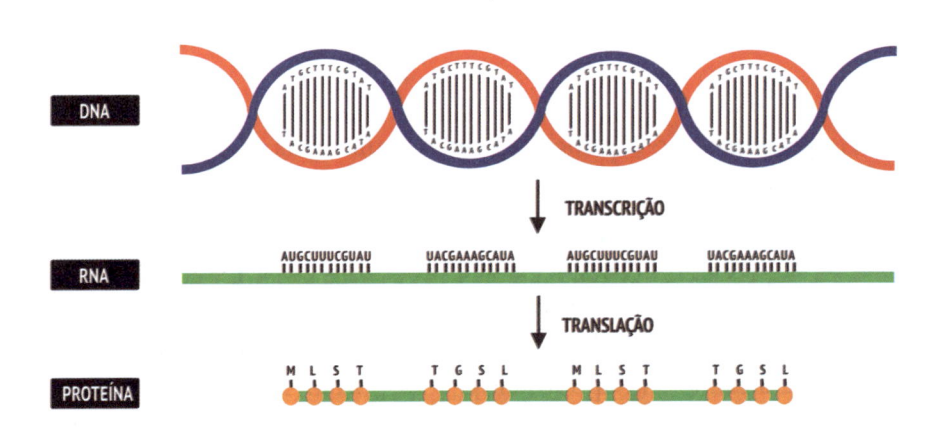

Existem cerca de 20 aminoácidos utilizados pelo corpo. Os aminoácidos "essenciais" são necessários para o crescimento, manutenção e reparo dos tecidos e devem ser fornecidos pela ingestão de alimentos proteicos. Os aminoácidos "não essenciais" podem ser sintetizados no corpo a partir dos aminoácidos essenciais, mas também são fornecidos pelos alimentos. Cistina e tirosina, dois aminoácidos importantes em Tricologia, são aminoácidos não essenciais porque podem ser sintetizados no corpo a partir de metionina e fenilalanina, respectivamente.

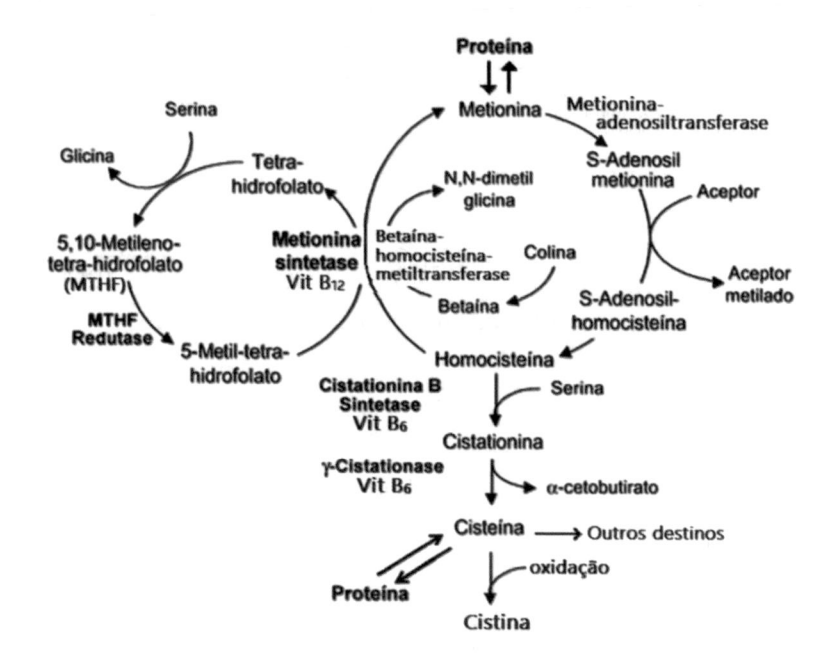

As proteínas são a principal fonte de materiais de construção do corpo. Elas também são fonte de energia, mas carboidratos e gorduras são as fontes preferidas pelo corpo. Excesso de proteína é convertido pelo fígado em gorduras, que podem ser armazenadas pelo corpo.

As proteínas regulam a pressão osmótica entre as células e ajudam a regular a água do corpo. As proteínas no sangue ajudam a manter o pH levemente alcalino. As lipoproteínas transportam lipídios pelo corpo. Músculos, ossos, nervos, órgãos internos, sangue, cabelo, pele e unhas são todos compostos principalmente de proteínas. Os neurotransmissores, como adrenalina, são derivados dos aminoácidos.

As proteínas são decompostas no estômago e no intestino delgado. O ácido clorídrico no estômago ajuda na quebra inicial de proteínas. Depois as proteínas se movem para o intestino delgado, e as enzimas pancreáticas completam a decomposição para produzir aminoácidos. A absorção dos aminoácidos varia com a quantidade e qualidade dos aminoácidos e outros fatores dietéticos.

Os aminoácidos, e não as proteínas, são absorvidos pelo corpo. A tirosina é usada na terapia de problemas autoimunes como alopecia areata e psoríase. É o material inicial para muitas substâncias, incluindo a melanina, os hormônios tiroxina, adrenalina, noradrenalina, e os neurotransmissores dopa, dopamina e noradrenalina. A ingestão de tirosina serve para aumentar a noradrenalina no cérebro, que, por sua vez, diminui sua produção nos nervos simpáticos.

Dessa maneira, ajudam a controlar problemas autoimunes da pele e do cabelo. Para adultos, cerca de 2 g diários devem ser ingeridos com água entre as refeições. Tomá-los entre as refeições evita a competição com outros aminoácidos na absorção. Níveis normais de ferro e vitaminas do complexo B ajudam na eficácia.

Os aminoácidos alanina, serina, prolina, treonina, glutamina e asparagina podem ser convertidos em glicose pelo fígado. É surpreendente como muitos pacientes não comem proteína suficiente em sua dieta. Uma boa regra é que um adulto saudável coma 1 g de proteína diariamente para cada quilograma de peso. Então, se você pesa 70 kg, deve comer 70 g de proteína completa diariamente. Claro que esse valor é uma estimativa; o valor exato deve ser determinado por um nutricionista.

COLÁGENO

O colágeno é a principal proteína estrutural encontrada nos vários tecidos conjuntivos do corpo. É a proteína mais abundante em mamíferos, constituindo de 25% a 35% do conteúdo de proteína de todo o corpo. O colágeno consiste em aminoácidos que se juntam para formar a hélice tripla da molécula. É encontrado principalmente em tecidos fibrosos, como tendões, ligamentos e pele.

Embora apenas uma pequena quantidade de colágeno seja encontrada nas camadas externas da própria haste do cabelo, o colágeno desempenha um papel fundamental na manutenção da função de um folículo capilar.

O colágeno é encontrado, ainda, no tecido da pele ao redor do folículo. Vários estudos descobriram que durante a fase anágena (crescimento) do cabelo a quantidade de colágeno ao redor do bulbo capilar aumenta e engrossa. Conforme o folículo piloso amadurece na fase catágena, ele perde suas camadas de colágeno ao seu redor. À medida que o corpo produz mais colágeno, essas camadas voltam a crescer, fazendo que folículos capilares entrem novamente na fase de crescimento, o que mantém o ciclo contínuo de crescimento do cabelo. As moléculas de colágeno são grandes demais para penetrar na pele. Dessa forma, todos os produtos tópicos que pretendem aumentar a produção de colágeno na pele vão apenas deixar as moléculas de colágeno, sem penetrá-la, e causar qualquer impacto na produção de colágeno.

Como o colágeno é um tipo de proteína, também não pode ser digerido inteiro em sua forma pura. Em vez disso, ele precisa se quebrar e ser digerido como qualquer outra proteína que comemos. O colágeno hidrolisado (também conhecido como peptídios de colágeno) é um colágeno dividido em aminoácidos mais facilmente dissolvíveis. É mais facilmente absorvido pelo nosso corpo e processado em aminoácidos (licina, glicina e prolina), que então serão liberados na corrente sanguínea, transformando-se em blocos de construção que podem se tornar colágeno nos folículos capilares.

Uma série de estudos foi realizada no campo da absorção e melhoria da aparência da pele e do cabelo pela ingestão de colágeno; no entanto, esses estudos foram financiados por empresas que produzem colágeno, em vez de grandes estudos controlados feitos por instituições independentes sem fins lucrativos. Embora nosso corpo tenha a capacidade de produzir colágeno, esse processo de construção requer uma série de elementos básicos cujo consumo deve ser cuidadosamente supervisionado sob a orientação de um nutricionista qualificado.

É importante lembrar que, se o colágeno for consumido pela via oral, o corpo o decompõe em aminoácidos primeiro, libera-os na corrente sanguínea e só então cria o colágeno novamente, na região do corpo que dele necessite. No entanto, existem blocos de construção envolvidos nesse processo, sem os quais as moléculas de colágeno não se formariam. A vitamina C é essencial para a síntese dos aminoácidos licina, glicina e prolina, que são os blocos de construção que constituem o colágeno. A vitamina C também atua como estabilizador das ligações cruzadas da molécula de colágeno.

VITAMINAS

Vitaminas e minerais são responsáveis por apenas uma fração infinitesimal da quantidade de alimentos que ingerimos, mas sua importância é enorme. As vitaminas são frequentemente classificadas como solúveis em água ou solúveis em gordura. Vitaminas solúveis em água são aquelas do complexo B, a vitamina C e os bioflavonoides, os quais, em geral, não podem ser armazenados no corpo. As vitaminas solúveis em gordura são as vitaminas A, D, E e K e podem ser armazenadas no corpo. Por serem solúveis em gordura, a presença de sais biliares e gordura é necessária para a sua absorção.

Pessoas que utilizam medicações que bloqueiam a absorção de gordura, como orlistate, pode ter deficiência nessas vitaminas. É sempre melhor consumir alimentos comuns em vez de comprimidos de vitaminas, devido à melhor absorção. As vitaminas solúveis em água são medidas em miligramas (mg), enquanto as vitaminas solúveis em gordura são medidas em unidades internacionais (UI).

VITAMINA A (RETINOL)

Todas as células precisam de vitamina A para crescer. Isso inclui o cabelo, o tecido de crescimento mais rápido no corpo humano. A vitamina A também ajuda as glândulas da pele a produzir uma substância oleosa chamada sebo. O sebo hidrata o couro cabeludo e ajuda a manter o cabelo saudável. Dietas deficientes em vitamina A podem levar a diversos problemas, incluindo queda de cabelo. Embora seja importante obter vitamina A suficiente, muito pode ser perigoso.

Estudos mostram que overdose de vitamina A também pode contribuir para a perda de cabelo. Por isso, receitas caseiras que usam vitamina A como "xampu bomba", em que se utiliza Monovin A (concentrado de vitamina A com fins veterinários), não devem ser usadas. A vitamina A é importante na manutenção da visão normal, influenciando a retina do olho e sua capacidade de receber e refratar a luz.

A vitamina A é um constituinte do muco, importante para manter a integridade do tecidos epiteliais, especialmente na boca, olhos, trato gastrintestinal e respiratório. Essas membranas resistem à invasão bacteriana. A vitamina A protege contra infecções, atua como antioxidante e promove o desenvolvimento de ossos e dentes. O desenvolvimento ósseo pode ser retardado se a vitamina for deficiente durante o crescimento.

A vitamina A ocorre em duas formas: pré-formada, concentrada em tecidos animais, e betacaroteno (também denominado provitamina ou precursor de vitamina A), encontrado em frutas e legumes. Boas fontes alimentares de vitamina A pré-formada incluem óleo de fígado de peixe, carne, leite, queijo e ovos. Boas fontes alimentares de betacaroteno são espinafre, brócolis, repolho, cenoura, abóbora, melão, damasco e pêssego. O betacaroteno deve ser alterado no corpo para vitamina A ativa antes de ser eficaz. Os derivados da vitamina A têm sido usados no tratamento da acne cística, acne vulgar e psoríase como Roacutan® (isotretinoína), medicamento que pode causar perda de cabelo difusa.

COMPLEXO DE VITAMINA B

As oito vitaminas do complexo B são: B1 (tiamina), B2 (riboflavina), B3 (niacina), B5 (ácido pantotênico), B6 (piridoxina), B7 (biotina), B9 (ácido fólico) e B12 (cobalamina).

- **B1 (TIAMINA)**

A tiamina é solúvel em água como o restante da família das vitaminas B, por isso é facilmente dispersa pelo corpo. A deficiência de vitamina B1 pode causar fadiga, fraqueza muscular, danos aos nervos e queda de cabelo. As melhores fontes de tiamina incluem soja, nozes, ovos, carnes magras, cereais e cenoura.

Foi descoberto que a vitamina B1 possui propriedades antioxidantes poderosas. Isso permite que ela proteja os folículos capilares, juntamente com outros tecidos do corpo, contra os danos dos radicais livres. A produção de radicais livres aumenta naturalmente conforme envelhecemos, e a tiamina é essencial para um metabolismo eficiente. O cabelo exige um metabolismo bastante elevado e requer muita nutrição. Ao ajudar a metabolizar a energia, as células podem usar os nutrientes com mais eficiência para promover o crescimento.

A vitamina B1 também ajuda a manter a saúde do sistema nervoso. O dano aos nervos afeta a sinalização entre as células do corpo, o que cria uma situação internamente estressante para o couro cabeludo. As células estressadas não podem crescer, incluindo as do couro cabeludo. A tiamina ajuda a evitar que os vasos sanguíneos se contraiam. O sangue flui melhor, para que o oxigênio e os nutrientes cheguem ao cabelo com mais eficiência. Os vasos sanguíneos fechados ou estreitos restringem o fluxo, o que causa o ressecamento do couro cabeludo. A vitamina B1 ajuda o sangue fluir para o cabelo, fornecendo todos os nutrientes e oxigênio de que ele precisa para crescer forte, brilhante e cheio de vida.

- **B2 (RIBOFLAVINA)**

A riboflavina, também conhecida como vitamina B2, é uma vitamina solúvel em água e estável ao calor, encontrada naturalmente em plantas, grãos e laticínios. Sua principal função é ajudar a metabolizar os alimentos na energia necessária para todas as células. Também ajuda o corpo a absorver e utilizar adequadamente outros nutrientes, incluindo o ferro e outros membros da família das vitaminas B. A vitamina B2, necessária para a produção de colágeno, desempenha um papel fundamental na formação de um antioxidante conhecido como glutationa.

A conexão entre deficiências de riboflavina e queda de cabelo deve-se a interrupções nesses processos, conforme sugerido por pesquisas na literatura. O DNA sinaliza ao corpo para produzir várias proteínas; se o DNA for danificado, a proteína não será capaz de funcionar adequadamente, o que significa uma interrupção no crescimento e na queda do cabelo.

A riboflavina é conhecida por aumentar os níveis de energia, impulsionar as funções do sistema imunológico e ajudar a manter o cabelo, a pele e as unhas saudáveis. Desempenha papel crucial no crescimento do cabelo, ativando a vitamina B6 e a niacina; essas duas vitaminas também são essenciais para o desenvolvimento do cabelo.

- **B3 (NIACINA)**

A niacina pode ser tomada como suplemento vitamínico para o cabelo ou encontrada em peixes, camarões, carnes magras, laticínios, amêndoas, feijão e legumes. O papel que a niacina desempenha na melhoria da circulação sanguínea é algo muito importante relacionado à queda de cabelo. Ela estimula o sistema circulatório, fornecendo oxigênio e nutrientes direto para o folículo. Estudos mostraram que, quando usada para tratar a calvície, a vitamina B3 estimula o fluxo sanguíneo para o couro cabeludo. A mesma pesquisa descobriu que a alopecia e outros distúrbios da queda de cabelo estão relacionados à diminuição do fluxo sanguíneo.

A capacidade da B3 de aumentar a circulação auxilia no crescimento do folículo. A inflamação no couro cabeludo pode causar ressecamento, coceira e caspa, além de bloquear o crescimento. Com o tempo, o resultado será um cabelo fraco e quebradiço. A vitamina B3 pode prevenir isso, lutando contra a inflamação ao impedir a ativação de certos marcadores inflamatórios no corpo.

A queratina é a proteína que constitui a maior parte do seu cabelo; portanto, sem ela, você essencialmente não terá cabelo. A niacina ajuda a aumentar a produção de queratina. A falta de queratina causa cabelos fracos, ralos e quebradiços.

- **B5 (ÁCIDO PANTOTÊNICO)**

O ácido pantotênico, ou vitamina B5, é parte essencial de uma dieta saudável. A deficiência dessa vitamina pode prejudicar os folículos capilares, causando queda. O ácido pantotênico é frequentemente tomado em conjunto com outras vitaminas do complexo B, e manter níveis adequados delas pode melhorar a saúde do cabelo e ajudar a prevenir o enfraquecimento.

O ácido pantotênico e as demais vitaminas do complexo B ajudam seu corpo a metabolizar gorduras e proteínas. Embora a deficiência desse ácido seja rara em países industrializados, quantidades inadequadas podem levar a diversos efeitos colaterais, incluindo queda de cabelo.

Manter os níveis adequados de ácido pantotênico pode fortalecer os folículos capilares e suas células. Essa vitamina contribui para a nutrição dos folículos capilares, ajudando-os a funcionar corretamente e a promover o crescimento do cabelo. O ácido pantotênico também pode ajudar a aliviar a coceira e a descamação da pele associadas à caspa e outras doenças semelhantes. Muitos alimentos como carnes, vegetais, grãos inteiros, legumes e peixes contêm altos níveis do ácido. No entanto, quando o alimento é processado, uma grande quantidade desse componente é perdida. Você pode tomar a vitamina na forma de suplemento, sozinha ou em combinação com outras do complexo B. A ingestão diária recomendada de ácido pantotênico na dieta é de 5 mg a adultos com mais de 19 anos.

Embora estudos em ratos tenham mostrado que a vitamina B5 pode reverter o envelhecimento do cabelo como o branqueamento, não há estudos clínicos que mostrem que tais efeitos podem acontecer em humanos.

- **B6 (PIRIDOXINA)**

Um dos maiores benefícios da vitamina B6 é a sua capacidade de equilibrar a produção de sebo, o óleo produzido naturalmente pela pele e pelo couro cabeludo. Quando sua produção está exagerada, o resultado é pele e couro cabeludo oleosos, o que também pode significar poros entupidos. As fontes alimentares de vitamina B6 incluem aves, peixes, camarões, leite, queijo, lentilhas, feijão, sementes de girassol, produtos de trigo integral, gérmen de trigo, espinafre, cenoura e banana. Pesquisadores examinaram o efeito da vitamina B6 em voluntários com acne. A vitamina diminuiu a quantidade e a gravidade da acne nos participantes, reduzindo a quantidade de óleo produzida pela pele.

Necessária para o funcionamento normal de mais de 60 enzimas, está envolvida no metabolismo de proteínas e é essencial para a síntese de DNA e RNA. A vitamina B6 também é importante para a síntese de melanina do fio de cabelo.

Um estudo foi conduzido pelo British Journal of Dermatology, em 2007, no qual se descobriu que a combinação de vitamina B6 com zinco e ácido azelaico pode inibir 90% da atividade prejudicial da testosterona, que forma DHT no folículo capilar e causa queda de cabelo. Esses resultados foram apoiados pelo Jornal da Sociedade Coreana de Cirurgia Plástica e Reconstrutiva, que afirmou que o uso de vitamina B6 e ácido azelaico acelera notavelmente o crescimento do cabelo. Esse estudo também revelou que a vitamina B6 ajuda na restauração natural da cor do cabelo, aumentando a formação de melanina, o pigmento natural da cor do cabelo.

Hormônios androgênicos como a testosterona influenciam negativamente o crescimento do cabelo. Diidrotestosterona, ou DHT, é um derivado da testosterona que diminui a fase anágena (ou fase de crescimento) do ciclo capilar e o tamanho do folículo capilar. É aqui que a vitamina B6 entra em ação. Ele se liga aos receptores de testosterona, diminuindo assim a produção de DHT. Além disso, um derivado da vitamina B6 regula o funcionamento dos hormônios sexuais estrogênio e testosterona, também conhecido como fosfato de piridoxal 5 ou PLP. Estudos mostram que a queda de cabelo durante a menopausa pode ser controlada pela administração de vitamina B6.

- **B7 (BIOTINA)**

A biotina é uma vitamina solúvel em água que faz parte da família da vitamina B. É também conhecida como vitamina H. O corpo precisa de biotina para ajudar a converter certos nutrientes em energia. Ele também desempenha papel importante na saúde do cabelo, da pele e das unhas.

Se você não estiver ingerindo biotina suficiente, pode sofrer queda de cabelo ou erupção na pele. No entanto, a deficiência é rara. Na maioria dos casos, a biotina que você obtém da dieta é suficiente. A queratina é uma proteína básica que constitui o cabelo, a pele e as unhas, e a biotina melhora a infraestrutura de queratina. As pesquisas sobre os efeitos da biotina no crescimento do cabelo são escassas. Até o momento, há apenas evidências limitadas que sugerem que o aumento da ingestão de biotina possa ajudar a promover o crescimento do cabelo.

Por exemplo, em um estudo de 2015, mulheres com cabelos ralos receberam um suplemento oral de proteína marinha contendo biotina ou uma pílula de placebo duas vezes por dia durante 90 dias. No início e no final do estudo, foram feitas imagens digitais das áreas afetadas no couro cabeludo. O cabelo de cada participante também foi lavado, e todos os fios perdidos foram contados. O pesquisador descobriu que as mulheres que fizeram uso de suplemento oral de proteína marinha experimentaram quantidade significativa de crescimento de cabelo nas áreas afetadas pela queda de cabelo. Um estudo de 2012 feito pelo mesmo pesquisador produziu resultados semelhantes. Os participantes perceberam melhora no crescimento e na qualidade do cabelo após 90 e 180 dias.

Podemos encontrar biotina em carnes de órgãos, como fígado ou rim, gema de ovo, nozes, amêndoas, amendoins, soja e outras leguminosas. Muitos testes de laboratório usam a tecnologia da biotina devido à sua capacidade de se ligar a proteínas específicas que podem ser medidas para detectar certas condições de saúde. Por exemplo, a biotina é usada em testes hormonais e testes para marcadores de saúde cardíaca como a troponina. A biotina é comumente encontrada em multivitamínicos, vitaminas pré-natais e suplementos dietéticos comercializados para crescimento de cabelo, pele e unhas.

O FDA (Food and Drug Administration, órgão americano semelhante à Anvisa) diz que a biotina pode interferir significativamente em certos testes de laboratório e causar resultados incorretos que podem passar despercebidos.

A biotina no sangue ou outras amostras colhidas de pacientes que ingerem altos níveis dela em suplementos dietéticos podem causar resultados de testes laboratoriais incorretos e clinicamente significativos. A biotina em amostras de pacientes pode causar resultados falsamente altos ou falsamente baixos, dependendo do teste. Resultados de teste incorretos podem levar ao manejo inadequado do paciente ou a diagnósticos incorretos. Por exemplo, um resultado falsamente baixo para a troponina, biomarcador clinicamente importante para ajudar no diagnóstico de ataques cardíacos, pode levar a um diagnóstico perdido e implicações clínicas potencialmente graves.

- **B9 (ÁCIDO FÓLICO)**

O ácido fólico é o principal responsável pelo crescimento de células saudáveis. Essas células incluem aquelas encontradas nos tecidos da pele, bem como no cabelo e nas unhas. Esses efeitos no cabelo estimularam o interesse pelo ácido fólico como possível medida de tratamento para o crescimento do cabelo. Além disso, esse ácido ajuda a manter os glóbulos vermelhos saudáveis.

O ácido fólico é a forma sintética de folato, um tipo de vitamina B. Quando encontrado naturalmente nos alimentos, esse nutriente é chamado de folato. A versão manufaturada desse nutriente em alimentos fortificados e suplementos é chamada de ácido fólico. As pesquisas que o estabelecem como método de crescimento do cabelo são mínimas. Um estudo publicado no início de 2017 analisou 52 adultos com envelhecimento prematuro dos cabelos. Os pesquisadores descobriram deficiências de ácido fólico e vitaminas B7 e B12. Certos alimentos integrais são fontes naturais de folato, como feijões, brócolis, frutas cítricas, vegetais de folhas verdes e aves.

A alta ingestão de ácido fólico pode levar ao aumento dos níveis sanguíneos de ácido fólico não metabolizado. Alguns pesquisadores especulam que isso pode ter efeitos adversos à saúde ao longo do tempo, mas mais estudos são necessários antes que conclusões sólidas possam ser alcançadas.

As alternativas aos suplementos de ácido fólico incluem 5-MTHT (levomefolato), que infelizmente tem um valor muito mais elevado.

- **B12 (COBALAMINA)**

A vitamina B12 promove o crescimento saudável do cabelo, auxiliando na produção de glóbulos vermelhos ricos em oxigênio, que alimentam os folículos capilares. Apesar de a queratina dos cabelos ser considerada um componente morto, os folículos capilares, localizados logo abaixo da superfície da pele, estão muito vivos. Na verdade, o bulbo, que é a parte inferior do folículo, é formado pelas células de crescimento mais rápido do corpo humano, dividindo-se a cada 23 a 72 horas. Na base do bulbo está a papila, que contém vasos sanguíneos. Sua principal função é conectar seus folículos ao suprimento de sangue do corpo para fornecer o oxigênio e os nutrientes necessários ao crescimento do cabelo. Como a B12 ajuda a produzir glóbulos vermelhos, ter uma quantidade suficiente dessa vitamina é essencial para o processo de crescimento do cabelo. Além disso, a vitamina B12 está relacionada à formação do núcleo das células; como o cabelo tem essa alta taxa de replicação, ter os componentes necessários é fundamental para a produção de novos núcleos.

Como o corpo humano não produz vitamina B12, é importante obter esse nutriente na dieta. A B12 pode ser encontrada em alimentos de origem animal, como peixes, aves, carnes, laticínios e ovos. Mas essa vitamina não existe em alimentos à base de plantas, então veganos e vegetarianos devem conversar com seus médicos sobre suplementos de B12 ou alimentos fortificados com B12. A vitamina B12 é essencial para a saúde geral, não apenas para o crescimento do cabelo. Com uma pequena deficiência, pode não haver sintomas, mas se não for tratada pode trazer repercussões graves, como palpitações cardíacas, falta de ar, problemas nervosos e depressão. Além disso, a idade, doença de Crohn ou doença celíaca, distúrbios do sistema imunológico, beber muito e cirurgia para perda de peso podem tornar mais difícil para o corpo absorver B12, o que pode ocasionar uma deficiência.

VITAMINA C

Vitamina C é o nome comum do ácido ascórbico, molécula quiral que pode ocorrer em duas formas diferentes que não são imagens espelhadas, uma sobreposta da outra. O tipo de ácido ascórbico encontrado nas plantas, sintetizado em animais e utilizado em produtos cosméticos e alimentícios, é a molécula enantiômera levógira do ácido ascórbico (ácido L-ascórbico). Por alguma razão, a versão dextrogira não ocorre na natureza, e a versão sintetizada em laboratório não oferece benefícios sobre seu isômero mais facilmente disponível.

A vitamina C é importante como antioxidante e fundamental para a manutenção de colágeno, do qual você deve se lembrar, é a principal proteína da derme. O colágeno é importante para a formação de tecido conjuntivo na pele, ossos e ligamentos. A formação de ligações dissulfeto também depende da vitamina C, assim como a produção de prostaglandinas e o metabolismo de aminoácidos como a tirosina em neurotransmissores e hormônios. Também ajuda na anulação dos efeitos de metais tóxicos pesados (chumbo, mercúrio) e na formação de glóbulos vermelhos, além de auxiliar o sistema imunológico a combater infecções e ser importante para a regulação do açúcar no sangue.

Podemos encontrá-la em frutas cítricas como limão, laranja, tomate, brócolis, couve-flor, pimentão, espinafre, repolho, goiaba e salsa. Importante evitar o consumo em excesso em pessoas que possuem tendência a pedras nos rins.

VITAMINA D

A vitamina D é produzida na pele pela ação do raio ultravioleta sobre desidrocolesterol. A vitamina é modificada pelo fígado e, então, pelos rins, antes de tornar-se ativa. A D2 é ergocalciferol e é de origem vegetal. A D3, colecalciferol, é formada a partir da provitamina D ou obtida de fontes animais, como óleos de fígado de peixe. Boas fontes de alimento são peixes como sardinha, atum e salmão, gema de ovo e fígado. A vitamina D ajuda a tornar a mucosa intestinal mais permeável ao cálcio e fósforo, o que ajuda a transportar cálcio através das barreiras celulares, por isso pessoas com histórico de cálculos renais devem tomar cuidado com doses muito altas.

A vitamina D desempenha um papel na regulação da proliferação celular e da imunidade e atua como um antioxidante. Em muitos tipos de queda de cabelo, é normal observar baixo nível de vitamina D, e sua reposição é aconselhada. Usar protetor solar com fator de proteção solar 30 reduz a síntese de vitamina D em mais de 95%.

Doenças autoimunes, como alopecia areata, líquen plano pilar e alopecia frontal fibrosante, tem melhora importante quando a vitamina D é administrada de forma a manter um nível acima de 60 ng/mL, devido ao seu efeito antioxidante e imunomodulador. Essa vitamina também ajuda a prolongar a fase de crescimento do cabelo, a fase anágena.

VITAMINA E (TOCOFEROL)

A vitamina E é um antioxidante importante. Os antioxidantes ajudam a proteger as células do corpo de danos por radicais livres, como o radical hidroxila ou o superóxido. Os radicais livres são átomos ou moléculas que se tornam instáveis ao perder um elétron. Eles podem causar danos aos tecidos do corpo, que, por sua vez, podem levar a problemas como câncer, doenças cardíacas ou coágulos sanguíneos. É importante que os radicais sejam neutralizados antioxidantes. Boas fontes alimentares de vitamina E são óleos vegetais prensados a frio (não processados), óleo de gérmen de trigo, soja, sementes cruas e nozes, frutas e vegetais. A vitamina E é armazenada principalmente no fígado.

Um ensaio de 2010 descobriu que os suplementos de vitamina E melhoraram o crescimento do cabelo em pessoas com queda de cabelo. Acredita-se que as propriedades antioxidantes da vitamina ajudem a reduzir o estresse oxidativo no couro cabeludo. O estresse oxidativo tem sido ligado à queda de cabelo.

A vitamina E pode aumentar o fluxo sanguíneo, o que melhora a saúde do cabelo. Pesquisadores em um estudo de 1999 descobriram que altas doses de vitamina E aumentaram o fluxo sanguíneo para os olhos em pessoas com diabetes tipo 1.

Um estudo de 2001 descobriu que o aumento do suprimento de sangue estimulou o crescimento do cabelo e aumentou o tamanho e o folículo capilar em camundongos.

A vitamina E é importante para criar uma barreira protetora na superfície da pele. Óleos que contêm vitamina E, como o de abacate, podem ajudar a hidratar o couro cabeludo. O cabelo pode parecer opaco e crespo quando danificado. Quando a camada protetora de gordura na parte externa da cutícula do cabelo é removida, ele perde seu brilho e se torna difícil de modelar, de acordo com a American Academy of Dermatology. Um óleo rico em vitamina E pode ajudar a substituir essa camada protetora e trazer de volta o brilho. O óleo em geral também ajuda selar a umidade, reduzir a quebra e proteger o cabelo de danos.

MINERAIS

- **MAGNÉSIO**

O magnésio é o quarto mineral mais abundante no corpo, precedido pelo cálcio, potássio e sódio. É necessário para muitos processos corporais que envolvem o cérebro, nervos, coração, sistema imunológico, músculos e muito mais. Estudos descobriram que cerca de 50% das pessoas não recebem a quantidade diária recomendada de magnésio. Com o tempo, a dieta humana mudou de alimentos integrais ricos em nutrientes para uma dieta rica em açúcar e quimicamente alterada. Mudanças de humor, dores, letargia, dores de cabeça, inflamação e um sistema imunológico enfraquecido são apenas alguns sinais dos efeitos da deficiência de magnésio.

O magnésio desempenha um papel importante na promoção do crescimento do cabelo do folículo, o que resulta em crescimento saudável do cabelo. O magnésio é um mineral que auxilia no combate ao estresse, um dos principais componentes da queda de cabelo. A pele está sujeita a radicais livres nocivos e inflamação que leva ao envelhecimento e rugas, e também é papel do magnésio gerenciar o reparo e a replicação do DNA.

Os dados sugerem que há uma ligação entre a deficiência de magnésio e a depressão. Sem o magnésio, o cálcio e o glutamato podem facilmente ativar o receptor que está diretamente associado à depressão e ansiedade. O magnésio desempenha um papel em muitas vias neurais, hormônios e neurotransmissores que estão envolvidos na regulação do humor. Em uma recente metanálise de 11 estudos sobre magnésio e depressão, descobriu-se que as pessoas com a menor ingestão de magnésio tinham 81% mais probabilidade de ficarem deprimidas do que aquelas com a maior ingestão.

O magnésio também é essencial para atingir níveis mais profundos de sono. Estudos mostram que tomar suplementos de magnésio pode melhorar a qualidade do sono em pessoas com sono ruim e até mesmo ajudar com a síndrome das pernas inquietas. Reduzindo a ansiedade e a depressão, conseguimos reduzir os níveis de cortisol, os quais são lesivos para o crescimento folicular.

Diversos estudos também descobriram que os suplementos de magnésio reduzem a pressão arterial, e um estudo em particular descobriu que pessoas que tomaram 450 mg/dia viram uma redução significativa na pressão arterial sistólica e diastólica. Isso ajuda a melhorar a circulação sanguínea do couro cabeludo. Boas fontes de magnésio incluem vegetais verdes frescos (clorofila contém magnésio), grãos inteiros, nozes, soja e peixes.

- **COBRE**

O cobre é um mineral importante para a síntese de hemoglobina (que transporta oxigênio para as células do cabelo), colágeno e elastina (componentes fundamentais da derme), ligações dissulfeto (que dão força ao cabelo) e melanina (que dá cor ao cabelo) a partir da tirosina. É encontrado no fígado, arroz integral, gérmen de trigo, amêndoas e vegetais verdes. O aumento dos níveis de cobre diminui os níveis de zinco, pois são minerais competitivos na absorção. Altos níveis de cobre podem levar a problemas de aprendizagem, náuseas, vômitos, cansaço, depressão, dores nas articulações, doenças mentais, cabelos secos e queda difusa de cabelo. Baixos níveis de cobre podem causar perda de cabelo difusa devido à interferência na síntese de hemoglobina.

Os peptídios são aminoácidos de ocorrência natural que podem ajudar a produzir colágeno e elastina, dois tipos de tecidos conjuntivos responsáveis por uma derme saudável que irá nutrir o folículo. É natural perder gradualmente o colágeno e a elastina com a idade. Os peptídios podem se ligar facilmente ao cobre. Acredita-se que os peptídios de cobre ajudam a aumentar a circulação sanguínea no couro cabeludo, de acordo com uma revisão de 2018. O cobre isolado é capaz de manter os tecidos encontrados nos vasos sanguíneos sempre saudáveis.

Os peptídios de cobre também podem estimular os folículos capilares para que recebam oxigênio e nutrientes adequados para produzir um novo crescimento capilar. Um benefício desses peptídios, de acordo com um artigo de 2007 realizado in vitro, é a capacidade de estender o ciclo de crescimento capilar. Além de promover o crescimento de novos fios de cabelo, os peptídios de cobre ajudam a engrossar os fios existentes e podem trazer efeitos antioxidantes no couro cabeludo, o que pode reduzir a inflamação e prevenir danos futuros.

- **FERRO**

A queda de cabelo por deficiência de ferro pode ser semelhante à queda no padrão masculino e no feminino. Um estudo publicado no Journal of Korean Medical Science descobriu que o ferro pode não apenas desempenhar um papel na queda de cabelo, mas também fazer que ele caia de forma semelhante à calvície genética masculina e feminina. Parte da hemoglobina nos glóbulos vermelhos que transporta oxigênio é constituída de ferro. Boas fontes de alimentos incluem fígado, ovos, peixes, aves e folhas verdes. O ferro da proteína animal é mais facilmente absorvido do que na proteína vegetal. A vitamina C ajuda na absorção de ferro, por isso são recomendados sucos cítricos quando consumido pela via oral. A deficiência de ferro em mulheres, com ou sem anemia, é causa comum de queda difusa de cabelo. Unhas quebradiças e cabelos secos, cansaço e mãos e pés frios podem estar relacionados à deficiência de ferro. Importante manter os níveis de ferritina (molécula de armazenamento de ferro) entre 50 e 150 ng/mL.

Nas mulheres em idade fértil, é muito comum encontrar baixos níveis de ferro e ferritina devido a gestação, amamentação, menstruação e dietas inadequadas. Não se deve esperar a pessoa ter anemia para iniciar a reposição de ferro, pois o folículo sofre com baixos níveis de ferritina.

O excesso de ferro, que ocorre principalmente em homens e mulheres pós-menopausa, é perigoso e prejudica as funções do fígado e do baço. Uma doença chamada hemocromatose leva a um acúmulo de ferro no corpo que é depositado em órgãos como fígado, pâncreas e baço, afetando seu funcionamento. Os sinais e sintomas incluem cansaço, desconforto abdominal, dores, artrite, diabetes mellitus, perda da libido e bronzeamento artificial da pele. Esse acúmulo de ferro pode acontecer por doenças inflamatórias e deve ser investigado.

Os tratamentos para a anemia por deficiência de ferro incluem suplementos de ferro diariamente, para ajudar o corpo a restaurar o ferro ao longo do tempo. Uma pessoa pode ter de tomar suplementos de ferro por 3 a 6 meses, antes que seus estoques atinjam níveis normais. Níveis muito baixos de ferro e ferritina talvez não melhorem somente com tratamento via oral, necessitando de outros meios.

Injeções de ferro podem ser usadas para aumentar os níveis de ferro mais rapidamente. Pessoas gravemente anêmicas também podem precisar de ferro intravenoso ou injeções de ferro. Pessoas que não conseguem absorver o ferro adequadamente, como aquelas com doenças inflamatórias e bariátricos, também podem se beneficiar das injeções. Consumir mais ferro na dieta também pode ajudar a aumentar os níveis. Alimentos ricos em ferro incluem carne vermelha, frango, peixe, folhas verdes e legumes.

Para fins de tratamento de queda de cabelo por carência de ferro, somente mudanças na dieta dificilmente serão suficientes. Suplementos vitamínicos vendidos livremente nas farmácias, em que consta a presença de ferro, contêm apresentações e quantidades de ferro insuficientes para a contenção da queda de cabelo. O corpo humano só absorve os minerais se estiverem em uma forma que o intestino consiga captar. O sulfato ferroso, por exemplo, uma das formas mais comuns de reposição por via oral de ferro, tem menor absorção e mais efeitos colaterais do que a forma de ferro quelado.

- **ZINCO**

A cada ejaculação, um homem perde cerca de 1 mg de zinco. O zinco é importante para a saúde da próstata por produzir o sêmen como veículo de passagem do esperma. Na verdade, a próstata contém uma das maiores concentrações de zinco do corpo. As consequências da deficiência de zinco se estendem ao sistema imunológico, que nos protege de infecções e do crescimento do câncer. A deficiência pode aumentar o risco de infecções. Em um estudo com homens idosos, aqueles que tomaram suplemento de zinco por 12 meses mostraram incidência significativamente menor de infecções do que os que tomaram placebo. Embora o resumo do estudo não indique os tipos de infecções que alguns dos homens desenvolveram, a prostatite é aquela com sintomas que simulam uma infecção do trato urinário. Sabemos que a saúde da próstata está intimamente ligada ao cabelo devido a ambos terem receptores de DHT. Deficiência de zinco aumenta a DHT, a qual, por sua vez, aumenta a produção de sebo e queda de cabelo em pessoas predispostas.

O zinco é um oligoelemento (elemento químico de baixa concentração e necessário em pequenas quantidades) no corpo humano, mas essencial para diversos processos bioquímicos. Alguns dos processos essenciais dependentes do zinco incluem a reprodução celular, produção e manutenção dos níveis hormonais, síntese de proteínas e absorção de vitaminas e outros minerais. Quando o nível de zinco do corpo não é suficiente para atender às necessidades metabólicas do corpo, é diagnosticado um estado de deficiência de zinco, qual é precipitada pela desnutrição ou má absorção do elemento. Também pode ser causado por certas doenças, como doença renal, doença hepática crônica, diarreia, anemia falciforme, diabetes, câncer e até mesmo após uma cirurgia para tratar a obesidade.

Um dos principais sinais da deficiência de zinco é a perda de cabelo. Outros sinais e sintomas incluem diarreia, lesões cutâneas, psoríase e perda de massa muscular. Também está implicado no desenvolvimento da acne. O zinco ajuda a manter os níveis hormonais regulados, uma das razões por que é tão eficaz na prevenção e no tratamento da queda de cabelo. Assim como a deficiência de zinco pode causar queda de cabelo, o excesso de zinco também pode. Altos níveis dele no corpo não apenas interrompem a absorção de outros minerais essenciais, como magnésio e ferro, mas também promovem a produção de testosterona, cujos altos níveis, juntamente com outros desequilíbrios hormonais, levam ao aumento da DHT e enfraquecimento do cabelo.

Para entender como o zinco previne a queda de cabelo, é importante saber como a deficiência dele pode levar à queda de cabelo. Uma teoria estabeleceu que a deficiência de zinco leva a mudanças na estrutura da proteína dos folículos capilares, provocando o enfraquecimento de sua integridade estrutural. Isso significa que novos cabelos cairão mais rápido do que deveriam. Além disso, há casos registrados de pessoas cujos cabelos voltaram de opacos e envelhecidos para a sua cor original quando submetidos a dietas ricas em zinco. Outro estudo demonstra a importância do zinco para o crescimento do cabelo na produção de DNA e RNA – requisito para a divisão eficiente das células foliculares, levando a um estágio anágeno aprimorado do ciclo de crescimento do cabelo.

O zinco estabiliza as membranas celulares e ajuda a remover os oxidantes para promover a integridade das células do folículo capilar. A suplementação é importante porque, embora as fontes dietéticas de zinco sejam comuns na dieta da maioria das pessoas, apenas 30% do zinco presente é absorvido. Não deve ser tomado junto com alimentos fibrosos, uma vez que a fibra dietética se liga aos minerais e evita sua absorção. Já as carnes magras, assim como os mariscos, os peixes e os ovos, melhoram a absorção do zinco. Os suplementos vêm em diversas formas: sulfato, acetato, gluconato, aspartato, arginato, citrato, picolinato e monometionina. Os aminoácidos quelatos de zinco fornecem a melhor absorção.

- **SELÊNIO**

As enzimas são moléculas usadas para diferentes reações químicas do corpo. Muitas enzimas usam selênio para ficarem mais reativas. Algumas ajudam o corpo a se limpar dos radicais livres. Esses radicais são muito prejudiciais para o crescimento saudável do cabelo e das células da pele do corpo, uma vez que desempenham papel importante no envelhecimento prematuro dos folículos capilares. O selênio atua para o crescimento saudável do cabelo, reduzindo os radicais livres.

O selênio está mais concentrado na tireoide do que em outros órgãos e é importante para o funcionamento adequado do hormônio tireoidiano. Esse hormônio desempenha um grande papel na queda de cabelo em pessoas com hipo ou hipertireoidismo.

O selênio também ativa uma enzima importante para a regeneração de antioxidantes importantes no corpo, como a vitamina C. O sulfeto de selênio é usado topicamente para tratar a caspa, e é por isso que costuma ser um ingrediente em xampus anticaspa. Os alimentos ricos em selênio incluem castanha-do-pará, nozes, alho, carne, fígado, atum, ovos, feijões, aveia e espinafre.

CAPÍTULO 5

DOENÇAS TRICOLÓGICAS

FOLICULITE DECALVANTE

Foliculite decalvante é uma doença do couro cabeludo inflamatória que pode causar alopecia cicatricial se não tratada adequadamente.
A glândula sebácea produz excesso de sebo, e a inflamação cria o cenário ideal para a colonização de bactérias. Essa inflamação diminui quando os folículos são destruídos. Na tricoscopia, podemos ver descamação severa, lesões com pus e crostas. Temos tufos de 5-8 fios de cabelo saindo pelo mesmo poro, com bastante inflamação.

Trata-se de uma foliculite crônica que causa alopecia cicatricial progressiva, sendo o *Staphylococcus aureus* encontrado nas lesões. A maioria dos indivíduos que possuem foliculite pustulosa bacteriana no couro cabeludo apresenta doença transitória, que se resolve com antibióticos e não deixa cicatriz; porém, em alguns casos, a foliculite é mais persistente, penetra mais profundamente no folículo e tende a recorrer no mesmo local após tratamento com antibiótico, deixando a alopecia cicatricial geralmente unifocal. Homens são acometidos a partir da adolescência, e mulheres, a partir dos 30 anos.

Após a foliculite pustulosa do couro cabeludo, desenvolve-se uma placa arredondada de alopecia, causando destruição progressiva dos folículos acometidos. A alopecia em tufos é variante da foliculite decalvante, onde áreas circunscritas e inflamadas do couro cabeludo cicatrizam e deixam tufos de até 15 fios de cabelo saindo de um único orifício.

O tratamento é realizado com antibióticos, mas é muito comum a recorrência da lesão. Alguns pacientes podem ter benefício com o uso de um ciclo de isotretinoína (Roacutan®).

ALOPECIA ANDROGENÉTICA (CALVÍCIE)

O efeito combinado do androgênio sobre folículos pilosos geneticamente predispostos acarreta a redução do tamanho do folículo. Em relação à parte genética, temos uma herança autossômica dominante e/ou poligênica e herdada de um ou de ambos os pais. Homens podem começar a qualquer momento após a puberdade, normalmente já na segunda década, mas hoje em dia vemos cada vez mais casos de homens abaixo de 20 anos desenvolvendo calvície e até mesmo crianças. Já as mulheres, em cerca de 40% ocorre na quinta década (geralmente após a menopausa), porém estamos vendo um número notável de mulheres muito jovens com pouco cabelo.

Como a calvície não acomete todos os fios da mesma maneira, podemos observar uma diversidade de diâmetro dos fios. Cada folículo reage de uma maneira ao hormônio DHT, então cada fio sofrerá de maneira diferente, gerando diferentes espessuras. "Aniso" vem do grego e significa "desigualdade", e na Medicina existe um distúrbio chamado anisocitose, termo médico usado para dizer que os glóbulos vermelhos do paciente são de tamanho desigual. Podemos dizer que existe a "anisotricose" para essa discrepância de espessura dos fios.

A tricoscopia realizada de maneira correta pode antever sinais de calvície em mais de 5 anos. Com isso, conseguimos fazer o diagnóstico mesmo em clientes jovens que não têm sinais visíveis a olho nu. Também é importante para diferenciar calvície com eflúvio telógeno.

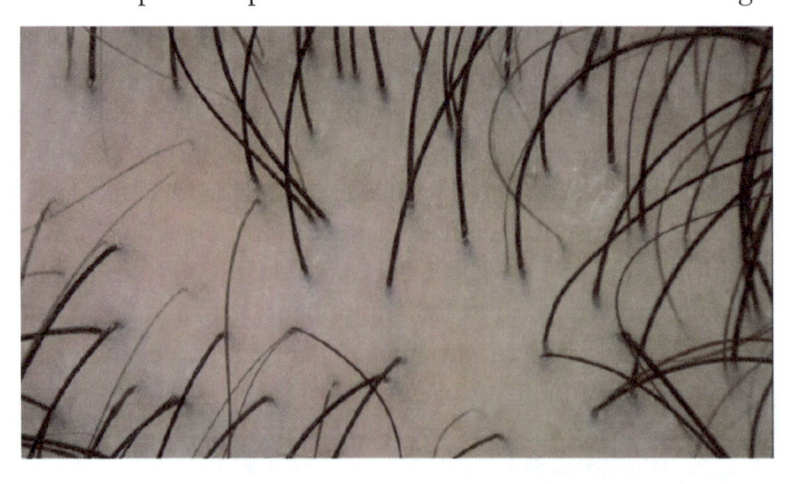

Quando a calvície é avançada, observamos pelos velos curtos, que são um sinal de miniaturização severa e de que o poro está próximo a se fechar e não ser mais capaz de produzir fios de cabelo. Pessoas com calvície severa podem ter pontos amarelos que correspondem a óstios foliculares que foram preenchidos por queratina e sebo. É importante sempre realizar a limpeza correta do couro cabeludo, para evitar esse sinal altamente lesivo para o folículo. Também é possível ver alguns pontos brancos, que são as aberturas das glândulas sudoríparas, sobretudo em pessoas que têm muita exposição solar.

A pigmentação causada pelo sol tem um padrão parecido com favo de mel, que são os prolongamentos dos melanócitos. Muitas vezes observamos apenas um fio velo eclodindo de um poro, e com tratamento correto é possível fazer com que se torne novamente um fio terminal. Também podem estar presentes fios em formato pigtail, outro sinal sugestivo da alopecia areata.

CLASSIFICAÇÃO

Hamilton classificou a queda de cabelo de padrão masculino em estágios.

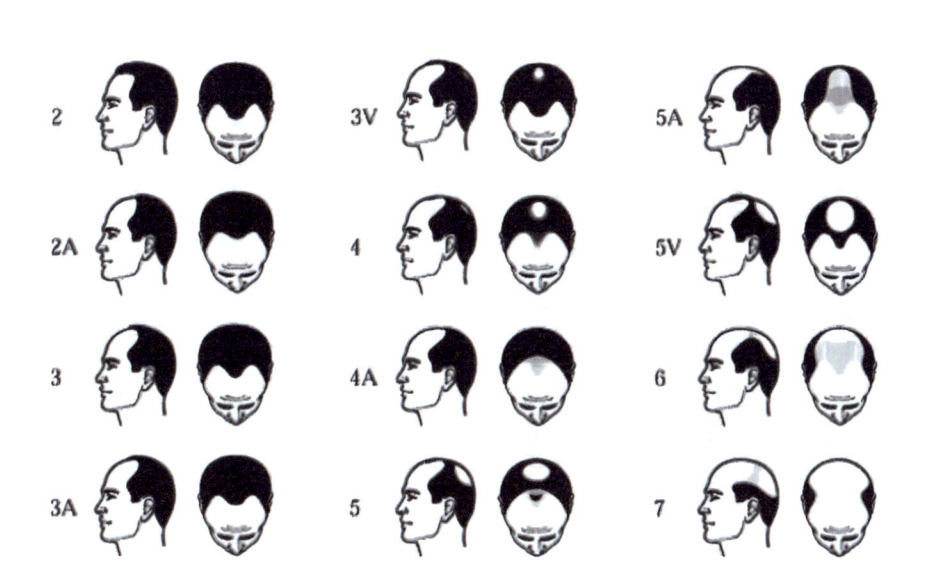

Ludwig, por sua vez, classificou a perda de cabelo em mulheres.

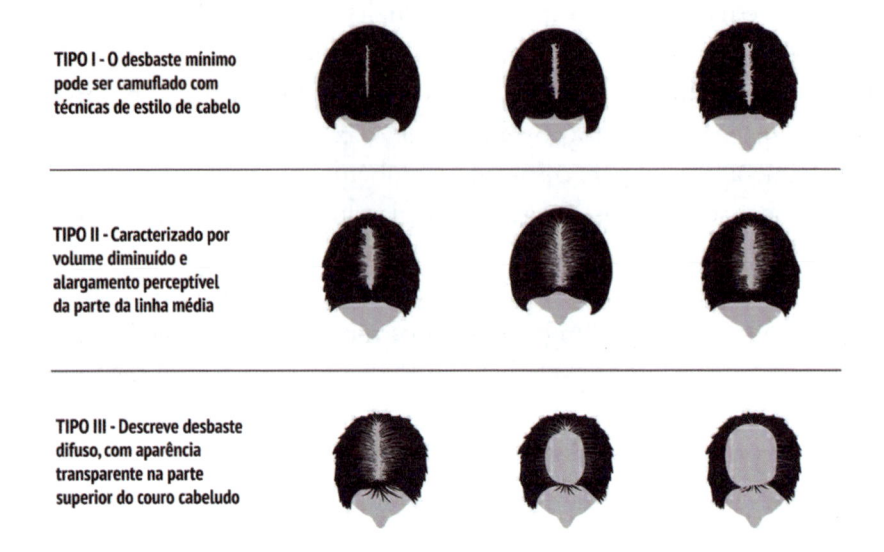

TIPO I - O desbaste mínimo pode ser camuflado com técnicas de estilo de cabelo

TIPO II - Caracterizado por volume diminuído e alargamento perceptível da parte da linha média

TIPO III - Descreve desbaste difuso, com aparência transparente na parte superior do couro cabeludo

Falta uma classificação para demonstrar a perda difusa do cabelo, pois percebemos que muitas pessoas não chegam a perder grande quantidade especificamente em uma área, mas sim, ficam com uma densidade capilar cada vez menor.

PATOGÊNESE

Nessa doença, a testosterona é convertida em DHT pela enzima 5-alfarredutase. Existem dois tipos dessa enzima: I e II. O tipo I está localizado nas glândulas sebáceas (rosto, couro cabeludo, tórax, pele das costas). Já o tipo II está localizado no folículo capilar do couro cabeludo.

O papel da DHT na fase pré-natal é a formação da genitália externa no desenvolvimento do feto masculino. No pós-natal, é responsável pela queda de cabelo do couro cabeludo e aumento da próstata e também por ter receptores de DHT. Homens que têm uma doença de deficiência de 5-alfarredutase tipo II apresentam genitália ambígua ao nascer, próstata subdesenvolvida sem aumento com idade, poucos pelos faciais e corporais e sem perda de cabelo no couro cabeludo com a idade.

Nos homens, a testosterona produzida pelos testículos é o principal hormônio androgênio (com características masculinas). Em mulheres, os hormônios chamados androstenediona e sulfato de deidroepiandrosterona são os principais androgênios que ocorrem de maneira periférica. Em indivíduos geneticamente predispostos, a DHT faz que os folículos terminais se transformem em fios velos, que por sua vez sofrem atrofia até sumirem. Durante sucessivos ciclos foliculares, cabelos são produzidos cada vez mais curtos e de diâmetro decrescente. Muitas pessoas acreditam que, uma vez que o fio cai pela calvície, simplesmente não cresce mais, e isso não é verdade; existem vários ciclos cada vez com fios menores até não crescer mais. Por outro lado, os hormônios androgênios induzem o fio velo a virar fio terminal na puberdade.

MANIFESTAÇÃO CLÍNICA

A maioria dos pacientes apresenta queixas de queda gradual de cabelo ou calvície. Nos homens, há um recuo da linha capilar anterior, formando as entradas. Em seguida, a calvície pode aparecer no vértice. Cada homem terá um padrão de queda de acordo com a quantidade de receptores de DHT no couro cabeludo, sendo as entradas a região mais comum, pois geralmente é onde há maior número de receptores. Muitos homens não chegam a notar queda de cabelo, mas ao longo dos anos percebem que a densidade está cada vez menor. Como é algo muito sutil, que pode levar anos para se manifestar, é comum que muitas pessoas não percebam a calvície, por isso é importante pedir por fotos de 5 a 10 anos antes, para ter um bom controle.

Nas mulheres, a recessão nas "entradas" geralmente não é uma característica importante, e a queda de cabelo segue um padrão difuso no topo da cabeça e geralmente não causa áreas sem folículos, mas sim folículos altamente atrofiados e sem densidade. Outras manifestações de excesso de hormônios androgênios devem ser procurados, como acne (espinhas), hirsutismo (excesso de pelo em regiões tipicamente masculinas), menstruação irregular, virilização. No entanto, a maioria das mulheres com queda de cabelo é endocrinologicamente normal, o que significa que o nível hormonal medido pelo laboratório nem sempre é relevante, mas sim a maneira como o hormônio age no receptor.

Uma maneira fácil de entender esse fenômeno é o que acontece com a bebida alcoólica. Muitas pessoas são menos resistentes, e basta uma pequena quantidade para ficarem embriagadas. A mesma coisa acontece com o folículo: alguns sofrem com queda de pequena quantidade de hormônios androgênios.

DIAGNÓSTICO DIFERENCIAL

Alguns casos de alopecia *areata* difusa podem ser confundidos com alopecia androgenética, por isso é importante a tricoscopia para diferenciá-las. Eflúvio telógeno, sífilis secundária, lúpus eritematoso sistêmico (LES), deficiência de ferro, hipotireoidismo, hipertireoidismo, tricotilomania e dermatite seborreica são alguns diagnósticos diferenciais que também podem ser excluídos pela tricoscopia e/ou por exames laboratoriais.

ALOPECIA AREATA

Tem etiologia desconhecida, mas há associação a outras doenças autoimunes. Imunofenotipagem de infiltrado linfocítico em torno dos bulbos capilares sugere um processo autoimune contra o bulbo capilar. Cerca de 10-20% das pessoas com alopecia *areata* têm um histórico familiar, mas cerca de 1-2% da população mundial terá pelo menos 1 episódio durante a vida. A idade de início em adultos gira em torno dos 25 anos, e as crianças são afetadas com mais frequência, embora possa ocorrer em qualquer idade. Trata-se de uma doença autoimune mediada por células T autorreativas, que afetam os folículos e as unhas. É muito comum estar associada a doenças autoimunes, como a doença da tireoide em adultos.

O dano folicular ocorre na fase anágena, seguido por rápida transformação em catágena e em telógena e, na sequência, para um estado anágeno distrófico. Enquanto a doença está ativa, os folículos são incapazes de progredir além da fase anágena inicial e não desenvolvem um cabelo normal. Por isso é comum, na tricoscopia, vermos fios que não crescem. Também é comum o acometimento do melanócito formando fios brancos sem pigmentação.

A queda pode durar de semanas a meses. Algumas áreas podem ser estáveis e frequentemente mostram crescimento espontâneo durante um período de vários meses. Outros focos podem aparecer, enquanto outros resolvem. Por mais que a repilificação possa acontecer sem tratamento, é importante não esperar para iniciar os cuidados, pois a perda de cabelo pode ser irreversível. O couro cabeludo é mais comumente afetado, mas qualquer área com cabelo, barba, sobrancelhas, cílios e pelos pubianos podem ser acometida. A ocorrência é possível das seguintes formas:

1. **ALOPECIA** *AREATA*: solitária ou múltipla.
2. **ALOPECIA** *AREATA TOTALIS*: perda total dos fios do couro cabeludo.
3. **ALOPECIA** *AREATA UNIVERSALIS*: perda total de todos os fios terminais do cabelo e do corpo.
4. **OFÍASE:** padrão em forma de uma faixa de queda de cabelo ao longo da periferia do couro cabeludo.

Muitos casos de alopecia *areata* são facilmente reconhecidos mesmo sem o uso da tricoscopia.

Porém, em crianças, é importante realizar a investigação para verificar a presença de sinais de *tinea capitis*. Em mulheres com rarefação capilar, é importante o diagnóstico de alopecia *areata* difusa, já que a calvície feminina é de difícil diagnóstico. Em alguns casos, a tricoscopia não é conclusiva, e a biópsia capilar é que realmente fornece o diagnóstico correto.

Podemos observar pontos amarelos, um achado característico da alopecia *areata*, que podem ser desprovidos de cabelo ou contêm cabelos defeituosos. Esses pontos correspondem aos infundíbulos cheios de queratina e sebo. Como crianças não possuem produção excessiva de sebo devido à ausência de hormônios sexuais, os pontos amarelos não são visíveis nessa faixa etária.

A tricoscopia mostra cabelos quebrados que também podem ser vistos na tricotilomania e na alopecia por quimioterapia. *Exclamation marks*, cabelos característicos da alopecia *areata*, aparecem como fios quebrados, com ponta espessada e pigmentada.

Black dots correspondem a fios que foram fraturados antes de emergir do couro cabeludo. Podem estar presentes em outras doenças capilares, mas em pequena quantidade. Toda vez que você deparar com um, é importante realizar a limpeza do couro cabeludo na área, para excluir a presença de artefatos simulando um *black dot*. Após a limpeza, reavalie com o tricoscópio, para confirmar se realmente se tratava de um *black dot*.

Também é comum ver fios miniaturizados curtos que voltam a crescer ou fios circulares que representam os cabelos miniaturizados. A presença de numerosos fios de cabelo em formato circular é muito sugestiva de um diagnóstico de alopecia *areata*. É muito importante observar que a presença de fios velos e miniaturizados não significa que a doença está controlada e irá repilificar. A alopecia *areata* é uma doença bastante imprevisível.

O diagnóstico pela tricoscopia é confirmado quando se somam sinais sugestivos da doença, como fios *pigtail*, *black dots*, *exclamation marks*, etc. Em caso de dúvida, pode-se utilizar a tricoscopia para selecionar a área exata para a coleta da biópsia capilar, aumentando a chance de diagnóstico correto.

ALOPECIA AREATA INCÓGNITA

Caracteriza-se por queda de cabelo difusa na ausência de sinais típicos de alopecia *areata*. Como é uma doença autoimune, sua maior incidência é em mulheres, principalmente após a menopausa. A prevalência é desconhecida, e muitas mulheres têm esse problema e não são diagnosticadas corretamente. Normalmente são diagnosticadas como tendo eflúvio telógeno, alopecia difusa ou alopecia androgenética, mas não respondem adequadamente ao tratamento.

A doença geralmente afeta as áreas sensíveis aos androgênios do couro cabeludo, causando afinamento difuso do cabelo confundindo com alopecia androgenética. Na tricoscopia, podemos ver *yellow dots* e cabelos miniaturizados curtos (também presentes na alopecia androgenética). Podemos ver, ainda, variabilidade de diâmetro dos fios, assim como na alopecia androgenética. O diagnóstico é reforçado pela biópsia capilar, porém por diversos motivos não é possível fazer biópsia capilar em todas as mulheres que apresentam rarefação difusa capilar. Mesmo a biópsia capilar em alguns casos não é conclusiva.

Por sua semelhança com a alopecia androgenética, essa doença é um grande desafio da Tricologia. Todavia, com mais profissionais cientes da sua existência, veremos um número crescente de diagnósticos e tratamentos corretos. Sempre desconfie dessa doença em mulheres que não respondem a vários tratamentos. Raramente acomete o homem.

ALOPECIA AREATA NA BARBA

Não é normal perder fios da barba, e qualquer tipo de queda deve ser investigado para descartar a alopecia *areata*. Os fios da barba diferentemente do couro cabeludo não reagem ao hormônio DHT, causando afinamento e queda. Por mais que alguns homens notem crescimento espontâneo dos fios da lesão, não se deve esperar muito, pois a destruição dos folículos pode ser permanente.

ALOPECIA FRONTAL FIBROSANTE

A alopecia frontal fibrosante é uma forma padronizada de perda de cabelo com cicatrizes ao longo da margem frontal do couro cabeludo. Foi descrita pela primeira vez em um grupo de mulheres australianas em 1994. Embora a paciente típica com alopecia frontal fibrosante tenha sido descrita como uma mulher caucasiana pós-menopausa com mais de 50 anos, mulheres, homens e crianças mais jovens e todos os grupos étnicos, incluindo asiáticos, hispânicos e descendentes de africanos, podem ser afetados. A incidência está aumentando em todo o mundo e não se sabe o motivo.

A alopecia frontal fibrosante é comumente relatada em pacientes com hipotireoidismo, alergia de contato, uso regular de filtro solar e doenças autoimunes, incluindo lúpus eritematoso e artrite reumatoide. Fatores genéticos, hormonais, autoimunes, inflamatórios e ambientais podem estar envolvidos na patogênese. Pares de gêmeos monozigóticos com alopecia frontal fibrosante e históricos familiares positivos relatados em alguns casos sugerem tendência genética. Uma etiologia ligada aos hormônios masculinos tem sido sugerida pela predominância de pacientes na pós-menopausa. Alergia de contato ou alergia de fotocontato a cosméticos, cremes hidratantes, tintura de cabelo e protetor solar têm sido sugeridos como possíveis causadores, mas os fatores causais não são confirmados.

A alopecia frontal fibrosante tem sido considerada uma variante do líquen plano pilar, devido à semelhança histológica e à associação a várias formas de líquen plano, mas também existem muitas diferenças. Em geral ela se apresenta como uma faixa linear uniforme de queda de cabelo ao longo da frente e das laterais da margem capilar do couro cabeludo, resultando em recuo da linha capilar frontal. Os padrões atípicos de perda incluem um padrão difuso em zigue-zague, um sinal de pseudofranja ou envolvimento contínuo em toda a margem do cabelo, tanto na frente quanto atrás, podendo acometer sobrancelhas e cílios.

A pele da área afetada parece pálida, brilhante ou ligeiramente cicatrizada, sem aberturas visíveis no folículo piloso. Durante a fase ativa, vermelhidão e escamas são visíveis ao redor dos cabelos envolvidos. Pelos solitários frequentemente persistem nas áreas calvas. A perda em geral não se restringe à linha do cabelo frontal. O afinamento ou perda da sobrancelha (madarose) normalmente precede as alterações do couro cabeludo. A perda de cabelo pode afetar todas as partes do corpo, e a perda quase total dos membros é comum. Nos homens, a perda da barba e das costeletas é descrita e pode ser o único local de envolvimento.

Coceira e dor são sintomas iniciais comuns e podem ocorrer antes de qualquer perda óbvia de densidade do cabelo – por isso é importante considerar esse sintoma. Erupções faciais são outro sinal potencialmente precoce e podem se apresentar como pápulas foliculares da cor da pele ou amareladas localizadas na testa e nas têmporas, eritema difuso ou pontos vermelhos ao redor dos cabelos.

Mulheres afrodescendentes com alopecia frontal fibrosante apresentam-se de maneira diferente das mulheres brancas. Normalmente se manifesta em uma idade mais jovem, geralmente por volta dos 40 anos, antes da menopausa. Coceira, vermelhidão e escama são menos óbvias. O líquen plano pigmentoso está comumente associado e comumente precede a queda de cabelo. A pigmentação salpicada dos folículos capilares ao longo da margem frontal do cabelo é observada na dermatoscopia. A alopecia frontal pode ser negligenciada, devido à alopecia de tração associada.

A biópsia de pele pode ser necessária para excluir outras formas de alopecia cicatricial. As características histopatológicas da alopecia frontal fibrosante são idênticas às do líquen plano pilar.

A biópsia de pápulas cutâneas também pode mostrar um padrão liquenoide de inflamação, alopecia fibrosante e hiperplasia das glândulas sebáceas. A alopecia androgenética e a alopecia por tração frequentemente coexistem. Outros tipos de perda de cabelo com cicatrizes precisam ser considerados, mas raramente compartilham o padrão em faixa da alopecia frontal fibrosante. Não há, até o momento, um tratamento uniformemente eficaz para a alopecia com fibrose frontal.

ALOPECIA DE TRAÇÃO

É muito comum em pessoas que usam o cabelo preso com bastante força por longos períodos. Inicialmente é reversível, mas se a tração for persistente poderá causar alopecia cicatricial. Podemos ver manchas brancas correspondentes a cicatrizes foliculares, *black dots* e cabelos quebrados. Também observamos fios velos em quantidade normal, pois esses fios são muito pequenos para serem tracionados. Esse fios velos preservados podem formar o "sinal de franja", que corresponde a uma linha de fios velos seguidos de uma região cicatricial.

A alopecia por tração é uma forma de queda de cabelo na qual o dano mecânico ao folículo capilar é causado por tensões ou puxões repetidos. Esse tipo de queda é comum em pessoas de pele negra, principalmente mulheres negras, embora possa ocorrer em todos os grupos étnicos e idades. Bailarinas, ginastas, militares e alguns profissionais obrigados a usar os cabelos puxados para trás podem desenvolver alopecia por tração.

A alopecia por tração pode ser causada pelo uso do mesmo penteado por longos períodos, especialmente aqueles que puxam o cabelo (por exemplo, tranças, rabos de cavalo apertados, rolos de cabelo etc.). Penteados apertados aplicados em cabelos relaxados podem causar danos ainda maiores. O puxão constante do cabelo provoca inflamação perifolicular. Às vezes, podem ser observados sintomas associados no couro cabeludo, incluindo inchaços, vermelhidão e sensibilidade. A inflamação prolongada e a tensão repetida do cabelo podem levar à queda gradual deste e à formação de cicatrizes nos folículos capilares. No início, podem-se notar pequenas saliências da cor da pele ou brancas ao redor dos folículos capilares, onde o cabelo é puxado com mais força. Logo em seguida, aparece a queda de cabelo simétrica.

A queda de cabelo geralmente é mais perceptível ao redor da linha do cabelo. Os fios de cabelo velos são poupados, e fios de cabelo quebrados estão frequentemente presentes em toda a área da queda. Inicialmente, a alopecia por tração é temporária, mas, se os hábitos de penteado permanecerem inalterados, a queda de cabelo poderá se tornar permanente.

Nos estágios iniciais, o melhor tratamento é limitar ou eliminar qualquer tipo de penteado que prenda o cabelo e usá-lo solto (especialmente durante a noite). Recomenda-se reduzir a quantidade de produtos químicos e calor. Muito importante estar atento aos diagnósticos diferenciais, como alopecia frontal fibrosante e líquen plano pilar. Em casos avançados, em que o folículo morreu, somente o transplante capilar pode trazer benefícios.

Um exame muito importante na Tricologia é a dermatoscopia do couro cabeludo (também conhecida como tricoscopia). Por não ser um método invasivo, ajuda muito no diagnóstico de diversas patologias do couro cabeludo. Alguns dermatoscópios usam luz polarizada em vez de um meio líquido para eliminar os reflexos da superfície da pele.

A tricoscopia digital oferece a vantagem de armazenar as imagens de forma que possam ser comparadas com as obtidas na próxima consulta do paciente, o que é muito importante em caso de distúrbios capilares. Muitas doenças levam meses para terem resultados visíveis, mas microscopicamente com poucas semanas já podemos ver sinais de melhora. Isso é muito importante para o cliente conferir o resultado e persistir no tratamento.

Os tricoscópios geralmente têm poder de aumento entre 20x a 1.000x, contudo a maioria dos estudos sobre tricoscopia foi realizada com aumentos que variam de 20x a 70x.

Na alopecia difusa, é importante examinar pelo menos três áreas do couro cabeludo (vértice, meio do couro cabeludo e frontal). A região da nuca (occipital) pode ser usada como controle para homens com calvície, uma vez que o hormônio DHT não age nessa área. Mulheres podem ter miniaturização em todo o couro cabeludo, e essa regra não se aplica. É sempre importante limpar a lente com álcool antes de cada paciente, para garantir uma boa imagem. Na alopecia com focos, examine primeiro o centro e depois as bordas, para entender o tipo de lesão. Também é importante examinar o couro cabeludo normal, em busca de novos focos da doença ainda não visíveis a olho nu.

ALOPECIA ANDROGENÉTICA EM MULHERES

É muito comum ocorrer o afinamento difuso, porém sem causar áreas calvas totalmente lisas como nos homens. Observa-se uma diversidade de diâmetro do cabelo maior em 20% dos fios. Em muitas mulheres que referem apenas queda de cabelo, quando realizamos a tricoscopia percebemos uma miniaturização importante dos fios, mas que ainda não é visível a olho nu. Em mulheres com casos graves, a maioria das unidades foliculares consiste em uma única haste capilar. A presença de pelos velos curtos são um sinal de miniaturização severa, mas que ainda é possível reverter por meio do tratamento. A presença desses fios na região frontal é muito importante porque ajuda a excluir diagnósticos como alopecia frontal fibrosante. Assim como ocorre no homem, casos mais graves apresentam pontos amarelos que são um sinal de miniaturização grave e correspondem a óstios foliculares preenchidos por queratina e sebo.

Principalmente em mulheres, é comum ver resíduos de tintura na base do couro cabeludo, os quais podem ficar presentes até 14 dias após o procedimento, mesmo com várias lavagens.

É muito comum mulheres com rarefação capilar apresentarem outra doença concomitante, chamada alopecia *areata incógnita*. Nesse caso, a investigação e o tratamento devem ser focados em ambas as doenças.

EFLÚVIO TELÓGENO

Devemos ter muito cuidado com esse diagnóstico e reservá-lo somente para casos em que a investigação seja extensiva e realmente chegue a essa conclusão. Queda severa de cabelo é a principal característica, e a densidade do cabelo pode ser normal ou reduzida, dependendo da gravidade da queda e das doenças associadas. É preciso lembrar sempre da alopecia multifatorial e entender que um eflúvio, na maior parte das vezes, está associado a outras doenças capilares. As causas mais comuns incluem medicamentos, doença sistêmica, parto, perda de peso, deficiências nutricionais e doenças inflamatórias do couro cabeludo, que possam ter acontecido até 6 meses antes da queda.

A tricoscopia e a biópsia capilar não ajudam no diagnóstico, pois não temos sinais característicos. Um sinal que pode nos tranquilizar é a presença de fios nascendo em espessura normal.

Um ditado antigo diz que, se você quer saber qual será o tamanho de um cachorro filhote, basta observar o tamanho da pata. Pata grande significa que o cachorro será grande quando adulto. Cabelo é a mesma coisa; pela ponta que está se formando podemos determinar se o fio está saudável ou não. Como o cabelo é formado por matéria morta e não pode ficar mais espesso após formado, uma ponta espessa é sinal de que fio é normal. Pessoas com eflúvio associado a outras doenças, como alopecia androgenética, terão novos fios repilificando finos e fracos.

Na tricoscopia dos eflúvios não associados a outras doenças, não vemos variabilidade do diâmetro dos fios.

É normal perder cerca de 30 a 150 fios de cabelo diariamente como parte do ciclo de crescimento, mas isso pode variar, dependendo das rotinas de lavagem e escovação. O cabelo cresce automaticamente, de modo que o número total de fios de cabelo na cabeça permaneça constante. O eflúvio telógeno ocorre quando há um aumento acentuado no número de cabelos perdidos a cada dia, uma proporção maior de mudança de cabelo da fase de crescimento (anágena) para a fase de eliminação (telógena). Normalmente apenas 10% dos cabelos do couro cabeludo estão na fase telógena, mas no eflúvio telógeno isso aumenta para 30% ou mais, o que em geral acontece de repente e pode ocorrer cerca de 3 meses após um gatilho.

O aumento da queda de cabelo no eflúvio telógeno ocorre devido a um distúrbio do ciclo normal do cabelo. Os gatilhos comuns de eflúvio telógeno incluem parto, trauma grave ou doença, um evento estressante ou importante na vida, perda de peso acentuada e dieta extrema, um novo medicamento ou a retirada de um tratamento hormonal. O eflúvio telógeno não é herdado e pode afetar todas as faixas etárias e ambos os gêneros igualmente. A maioria das pessoas percebe que está perdendo cabelo em quantidades cada vez maiores, o que é mais perceptível após a lavagem ou escovação com mais cabelo sendo encontrado no pente.

Algumas pessoas notarão aumento de cabelo no travesseiro pela manhã ou em casa. A queda de cabelo no eflúvio telógeno geralmente ocorre em todo o couro cabeludo. A duração normal do eflúvio é de aproximadamente 100 dias (3 a 6 meses). Contudo, dependendo do comprimento do cabelo, pode levar muitos meses para o volume voltar gradualmente ao normal.

Muitas vezes o diagnóstico de eflúvio telógeno ou eflúvio telógeno crônico é dado sem uma investigação aprofundada. Existem centenas de causas de queda de cabelo, e muitas vezes a investigação não chega a um resultado e muitos médicos definem esse diagnóstico. Por isso é muito importante que seja sempre um diagnóstico de exclusão, após todas as possibilidades serem esgotadas.

Também é muito comum não realizar nenhum tipo de tratamento e aguardar a melhora espontaneamente. Isso também não é indicado, pois a maioria das pessoas sofre algum tipo de deficiência de vitaminas ou alterações hormonais que podem estar gerando queda de cabelo. Sempre devemos pensar em alopecia multifatorial, em que não podemos explicar a queda de cabelo somente por um fator, mas sim por uma combinação de fatores, os quais devem ser todos tratados.

EFLÚVIO ANÁGENO

O eflúvio anágeno refere-se à queda de cabelo que surge durante a fase anágena de crescimento do ciclo – é o oposto do eflúvio telógeno, que surge durante a fase telógena ou estágio de repouso do ciclo do cabelo. O eflúvio anágeno se deve a uma lesão aguda nos folículos capilares por causa endógena ou exógena, resultando em queda súbita e difusa de fios estruturalmente danificados.

A alopecia difusa (queda de cabelo) pode ocorrer ao longo de alguns dias, e a alopecia não deixa cicatriz. O eflúvio anágeno é comum em pacientes de qualquer idade, sexo ou raça recebendo quimioterapia. Indivíduos com doenças autoimunes, como alopecia *areata* e pênfigo vulgar, podem ser afetados. Qualquer insulto que prejudique a mitose dos queratinócitos do folículo piloso pode causar eflúvio anágeno. A interrupção da divisão celular na matriz do cabelo o torna estreito em sua base e suscetível à quebra logo acima da zona de queratinização. A matriz necrótica forma tampões que consistem em melanina e queratina, expelidos através da abertura folicular. Esse processo é conhecido como tricomalácia.

As principais causas do eflúvio anágeno são infecção, quimioterapia, toxina, radiação ou uma doença autoimune. A alopecia se desenvolve em 2 a 4 semanas após a quimioterapia e afeta a maior parte do couro cabeludo, embora outros locais possam ser afetados, como sobrancelhas, axilas e área genital.

EXCESSO DE PELOS

1. **HIRSUTISMO:** ocorre, em mulheres, em locais onde o cabelo está sob o controle de hormônios androgênios e áreas tipicamente masculinas, como bigode e região da barba.
2. **HIPERTRICOSE:** densidade ou comprimento do cabelo além de limites aceitos de normalidade para idade, raça ou sexo.

Os androgênios promovem a conversão de fios velos em cabelos terminais em folículos capilares sensíveis a androgênios, como área da barba, rosto, tórax, aréola, linha alba, parte inferior das costas, nádegas, abdome, genitália e parte interna das coxas. A DHT, derivada da conversão de testosterona por 5-alfarredutase no folículo piloso, é o estímulo hormonal para o crescimento do cabelo. Nas mulheres, as glândulas adrenais secretam androstenediona, DHEA, DHEA-S e testosterona, enquanto ovários secretam principalmente androstenediona e testosterona.

Cerca de metade de todas as pessoas com hirsutismo tem excesso de androgênios. Tais hormônios em geral desencadeiam o desenvolvimento físico e sexual masculino. As mulheres normalmente têm níveis baixos de androgênio, mas esses níveis podem variar por uma série de razões. Níveis mais altos podem superestimular os folículos capilares, levando a um crescimento maior do cabelo do que uma mulher normalmente experimentaria. A prevalência aumenta com a idade, especialmente após a menopausa. Níveis elevados de androgênios ou hipersensibilidade dos folículos capilares aos androgênios podem causar hirsutismo. Embora os androgênios estejam disponíveis para os homens em níveis mais elevados, as mulheres também têm esses hormônios em quantidades menores.

Altos níveis de insulina também podem contribuir para o desenvolvimento do hirsutismo. A insulina em excesso pode estimular as células ovarianas a produzir androgênios, o que pode ocorrer em mulheres com resistência à insulina, como aquelas que têm dificuldades em perder peso e apresentam diabetes tipo 2. Altos níveis de insulina podem também ativar o receptor do fator de crescimento semelhante à insulina I (IGF-1) nessas mesmas células, aumentando de forma semelhante a produção de androgênios.

Uma vez que o diabetes tipo 2 pode resultar da obesidade, esse também pode ser um fator de risco. O colesterol alto também pode desempenhar esse papel. O hirsutismo pode ser um efeito adverso de certos medicamentos. A terapia com androgênios que inclui testosterona, DHEA ou o medicamento danazol pode contribuir para o hirsutismo. O corpo produz DHEA naturalmente, e algumas pessoas o tomam como um suplemento. O danazol é um esteroide sintético que algumas vezes faz parte do tratamento da endometriose. Ambos podem aumentar a testosterona como efeito colateral.

O crescimento excessivo de cabelo em mulheres com níveis normais de androgênio, períodos menstruais regulares e nenhuma outra condição subjacente é chamado de hirsutismo idiopático. Isso significa que o distúrbio não tem causa identificável. Os tumores das glândulas suprarrenais, glândulas pituitárias e ovários algumas vezes podem causar hirsutismo. No entanto, o hirsutismo que ocorre por esse motivo geralmente é mais grave e começa mais rapidamente do que os de causas hormonais.

DERMATITE SEBORREICA

Doença de causa desconhecida, com descamação do couro cabeludo (caspa) associada a coceira e vermelhidão. Pode acontecer em outras partes do corpo, como sobrancelhas, ao redor do nariz, barba, orelhas, região peitoral. Podemos ver vasos sanguíneos mais abundantes, escamas amarelas e escoriações por causa da coceira. Muitas vezes é confundida com psoríase capilar, quadro muito mais grave.

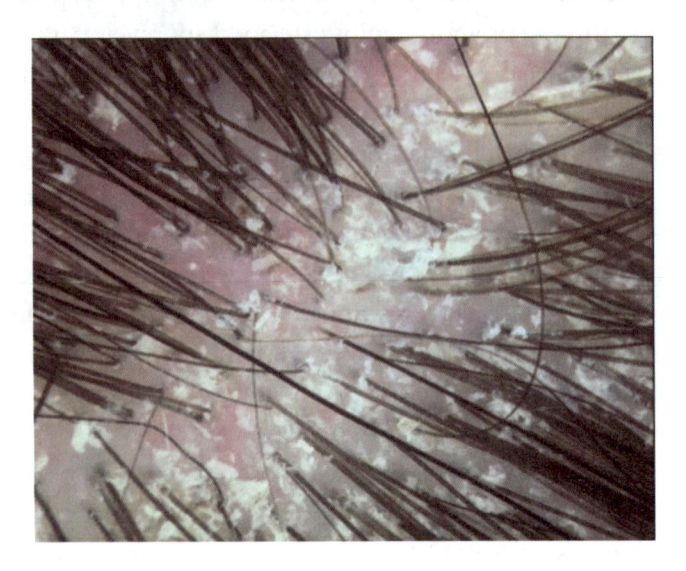

Considerada uma forma crônica de eczema, a dermatite seborreica aparece no corpo onde há várias glândulas sebáceas, como região do nariz, atrás da orelha, região do peito e couro cabeludo. A dermatite seborreica pode afetar pessoas de qualquer idade, embora seja mais comum em bebês e adultos entre 30 e 60 anos. Entre adultos e adolescentes, a doença é mais comum em homens. Em bebês, a condição em geral desaparece por conta própria e não retorna. Em adultos, entretanto, a dermatite seborreica comumente pode durar anos.

Ocorre uma reação inflamatória da levedura *Malassezia*, organismo que normalmente vive na superfície da pele. A *Malassezia* cresce consideravelmente, e o sistema imunológico parece reagir de forma exagerada a ela, levando a uma resposta inflamatória que resulta em alterações na pele.

Certas condições médicas podem aumentar o risco das pessoas de desenvolverem dermatite seborreica, incluindo psoríase, HIV, acne, rosácea, doença de Parkinson, epilepsia, alcoolismo, depressão e distúrbios alimentares. Os gatilhos comuns para desencadear um quadro de dermatite seborreica incluem estresse, mudanças hormonais, produtos químicos, sabonetes agressivos e tempo frio e seco.

Em adolescentes e adultos, a dermatite seborreica se forma onde a pele é mais oleosa. Além do couro cabeludo, podem ocorrer vermelhidão, inchaço e descamação nas laterais do nariz e ao redor das sobrancelhas, no meio do tórax, parte superior das costas e nas axilas e região da virilha.

Seguir uma rotina de cuidados com o couro cabeludo ajuda a manter os sintomas sob controle. Lavar as áreas afetadas diariamente com um produto contendo piritionato de zinco a 2% e usar hidratante em áreas de pele é importante. Hábitos de vida saudáveis, como controlar o estresse e dormir bastante, também podem melhorar a pele. O tratamento da dermatite seborreica visa remover escamas, reduzir a coceira e acalmar a inflamação que está causando vermelhidão e inchaço. Os casos leves podem ser tratados com creme antifúngico tópico ou xampu medicamentoso, como cetoconazol.

Se a condição for mais grave, o uso intermitente de um corticosteroide tópico ou inibidor da calcineurina pode ser necessário. Casos muito graves podem ter melhora com isotretinoína (Roacutan®).

A dermatite seborreica não é contagiosa e não é uma alergia, embora algumas alergias possam parecer semelhantes. Ela também pode se sobrepor à dermatite atópica, sobretudo em bebês. Muitas pessoas vão a um barbeiro ou salão de beleza e acreditam que contraíram a doença nesse local, mas isso não ocorre; a dermatite seborreica só ocorre em indivíduos que têm tendência à doença. Uso de cigarro e bebida alcoólica também aumenta a inflamação da pele, piorando o problema, e deve ser desincentivado. Banho muito quente também aumenta o *turnover* celular, piorando o problema; quando mais morno ou frio, melhor.

TINEA CAPITIS

A *tinea capitis* é uma infecção fúngica do couro cabeludo, que envolve a pele e o cabelo. É também conhecida como micose do couro cabeludo. Os sintomas incluem perda de cabelo com áreas secas e escamosas, vermelhidão e coceira. *Tinea barbae* é a mesma condição, envolvendo a área da barba.

A *tinea capitis* afeta predominantemente crianças e pré-adolescentes, com pico de incidência entre 3 e 7 anos. Também pode afetar adultos, especialmente aqueles que são imunocomprometidos com doenças como AIDS ou transplantados. É causada por fungos caracterizados como dermatófitos que são capazes de invadir tecidos queratinizados, como cabelos e unhas.

Embora se saiba da existência de mais de 40 espécies diferentes de dermatófitos, apenas um pequeno número está associado à *tinea capitis*. Os dermatófitos podem ser classificados em três grandes categorias, conforme a preferência do hospedeiro: espécies antropofílicas (humanos), espécies zoofílicas (animais) e espécies geofílicas (solo). O *Trichophyton tonsurans* é um dermatófito antropofílico que é a causa mais comum de *tinea capitis*.

A infecção é contagiosa. As espécies antropofílicas são disseminadas após o contato com pessoas infectadas, incluindo portadores assintomáticos ou objetos contaminados (fômites). Objetos que podem abrigar dermatófitos incluem escovas de cabelo, chapéus, toalhas, roupas de cama, sofás e brinquedos. Os esporos de fungos podem permanecer viáveis por meses. Após a invasão do estrato córneo queratinizado do couro cabeludo, o fungo cresce para baixo no folículo piloso e na haste do cabelo. As características clínicas variam com a espécie de dermatófito, o tipo de invasão do cabelo e a extensão da resposta inflamatória do hospedeiro. Em todos os tipos, é característica a queda parcial do cabelo com algum grau de inflamação.

A infecção fúngica pode se estender para envolver outros locais com pelos, incluindo sobrancelhas e cílios. A *tinea capitis* sempre requer pelo menos 4 semanas de medicação sistêmica, pois os agentes tópicos não podem penetrar na raiz do folículo piloso. Agentes tópicos como iodopovidona, cetoconazol e xampus de sulfeto de selênio podem ser usados para reduzir a transmissão de esporos. Todos os membros da família devem ser examinados e tratados simultaneamente, caso sejam afetados. A *tinea capitis* não inflamatória apresenta um excelente prognóstico, com tratamento adequado e precoce. Já a forma inflamatória grave pode resultar em áreas de alopecia permanente.

TRICOTILOMANIA

Essa doença é um desafio para a tricoscopia, e seu diagnóstico deve ser realizado junto com uma anamnese detalhada. A ajuda de familiares é bastante importante, pois muitas vezes a pessoa não admite que puxa o próprio cabelo. A tricoscopia mostra sinais de tração do fio. Pode-se ver fios de cabelo quebrados com vários comprimentos e *black dots*, sendo o diagnóstico diferencial feito com alopecia *areata*.

Deve-se sempre lembrar da alopecia multifatorial, e uma pessoa sofrendo de alopecia *areata* pode desenvolver tricotilomania. A diferença é que não se podem ver *exclamation marks* na tricotilomania.

A tricotilomania é caracterizada pelo puxão repetitivo do cabelo. Faz parte de um grupo de comportamentos conhecidos como repetitivos focados no corpo. As pesquisas indicam que cerca de 1 ou 2 em 50 pessoas sofrem de tricotilomania durante a vida. Geralmente começa no final da infância/início da puberdade. Na infância, ocorre igualmente em meninos e meninas. Na idade adulta, 80-90% dos casos relatados são mulheres.

O puxão do cabelo varia muito em gravidade, localização no corpo e resposta ao tratamento. Sem tratamento, a tricotilomania tende a ser uma condição crônica que pode ir e vir ao longo da vida. Atualmente é classificada como transtornos obsessivo-compulsivos e relacionados no DSM-5.

O puxão de cabelo pode ocorrer em uma variedade de ambientes, tanto em atividades sedentárias quanto ativas. Há momentos em que o puxão ocorre de maneira direcionada a um objetivo e de maneira automática, em que o indivíduo fica menos consciente. Muitos indivíduos relatam sensações perceptíveis antes, durante e depois do puxão. Uma ampla gama de emoções, que vai do tédio à ansiedade, frustração e depressão, pode afetar o puxão de cabelo, assim como os pensamentos, crenças e valores.

Embora a gravidade da tração do cabelo varie amplamente, muitas pessoas com tricotilomania apresentam queda de cabelo perceptível, que tentam camuflar. Manchas finas ou carecas na cabeça podem ser cobertas com penteados, lenços, perucas e maquiagem. Pessoas sem cílios, sobrancelhas ou pelos do corpo podem tentar se camuflar com maquiagem, roupas ou outros meios de esconder as áreas afetadas. Por vergonha e constrangimento, os indivíduos não apenas tentam encobrir os efeitos da tricotilomania, como podem evitar atividades e situações sociais que possam levá-los a se sentirem vulneráveis a serem "descobertos".

Para algumas pessoas, a tricotilomania é um problema leve, apenas uma frustração. Mas, para muitos, a vergonha e o constrangimento por puxar os cabelos causam um isolamento doloroso e resultam em forte sofrimento emocional, colocando-os em risco de transtorno psiquiátrico concomitante, como um transtorno de humor ou de ansiedade.

Efeitos físicos como prurido, danos aos tecidos, infecção e lesões por movimentos repetitivos nos músculos ou articulações não são incomuns. Quem ingerir o cabelo puxado ou partes dele pode ter problemas gastrintestinais ou desenvolver tricobezoar (bola de pelos nos intestinos e estômago), o que pode levar ao bloqueio gastrintestinal e exigir a remoção cirúrgica. Embora os tricobezoares sejam raros, constituem sério risco para quem ingere cabelo.

COURO CABELUDO NORMAL

No couro cabeludo saudável, os folículos capilares são agrupados em unidades foliculares e são vistos na dermatoscopia como grupos de duas a três hastes capilares saindo do mesmo óstio folicular. Unidades foliculares compostas por apenas uma haste também são vistas, e seu número aumenta com o envelhecimento ou distúrbios do cabelo. Isso varia com a região do couro cabeludo. Unidades foliculares com 1 a 2 fios geralmente são vistos na região frontal, enquanto unidades com 2, 3 ou 4 fios são vistos na região occipital (da nuca). Por isso o transplante capilar usa os fios dessa região.

É normal vermos estruturas avermelhadas entre os fios, que são os vasos sanguíneos. Mesmo um couro cabeludo normal possui certa quantidade de fios mais finos, sem que isso represente o início de alguma doença, como alopecia androgenética. Caucasianos em geral têm fios mais finos e grande quantidade de diversidade de espessura entre eles.

Em peles negras, o couro cabeludo mostra um aspecto de favo de mel, o qual corresponde a áreas de abrangência dos melanócitos. Por causa dessa pigmentação, não é possível ver os vasos sanguíneos. Podemos observar alguns pontos brancos que correspondem às aberturas das glândulas sudoríparas. Geralmente a densidade das unidades foliculares em pessoas de ascendência africana é menor do que em caucasianos, e as unidades foliculares são mais comuns com dois fios de cabelo.

Habitualmente os fios são mais espessos, e, em caso de alopecia androgenética, mesmo após anos sem tratamento, consegue-se ver folículos viáveis, o que aumenta notavelmente a chance de sucesso no tratamento.

LÍQUEN PLANO PILAR

O líquen plano pilar é uma doença inflamatória que resulta na perda irregular progressiva permanente do cabelo, principalmente no couro cabeludo. Várias formas são reconhecidas: líquen plano pilar clássico, também conhecido como líquen plano folicular; alopecia fibrosante frontal; síndrome de Graham-Little.

O líquen plano pilar geralmente afeta mulheres adultas jovens, embora a faixa etária seja ampla e também afete os homens. Comumente se desenvolve em associação ao líquen plano, afetando a pele, a mucosa e as unhas. A causa do líquen plano pilar é desconhecida; embora ele seja raro, é uma das causas comuns de perda de cabelo cicatricial no couro cabeludo.

O líquen plano pilar em geral se apresenta com manchas brancas e lisas no couro cabeludo. Nenhuma abertura do folículo capilar pode ser vista nas áreas de queda de cabelo. Escamas e vermelhidão circundam cada folículo piloso nas bordas dessas manchas. Os cabelos podem ser facilmente arrancados. É multifocal, e pequenas áreas podem se fundir para formar áreas irregulares maiores. Os locais comuns de envolvimento são os lados, frente e parte de trás do couro cabeludo.

O indivíduo pode sentir coceira, dor, desconforto e sensação de queimação. Esses sintomas estão relacionados à atividade da doença, ou seja, quando ela está mais ativa, o indivíduo sente mais desconforto. O diagnóstico do líquen plano pilar, que em geral é lentamente progressivo, pode ser confirmado em uma biópsia do couro cabeludo que inclui mostras de cabelos com vermelhidão ao redor e descamação na borda de uma área de queda de cabelo.

O líquen plano pilar é um exemplo de foliculite linfocítica primária. No entanto, nem sempre é possível fazer o diagnóstico na biópsia. A biópsia de uma área já cicatrizada de perda de cabelo não ajuda. Onde houver apenas perda de cabelo com cicatrizes irregulares, e nenhuma evidência de inflamação, é possível que o diagnóstico não seja confirmado. O tratamento deve ser iniciado o quanto antes, pois não é possível recuperar os fios perdidos e substituídos por cicatrizes. O objetivo do tratamento é retardar a progressão da doença e aliviar os sintomas. A perda de cabelo pode continuar, embora em um ritmo mais lento.

Em se tratando de mulheres de meia-idade e pós-menopausa, que referem coceira intensa no couro cabeludo, deve-se pensar nessa doença. A coceira, e também a dor, estão relacionadas com a gravidade da doença e em muitos casos podem vir antes dos sinais na tricoscopia, por isso nunca devem ser ignoradas. Podemos ver um eritema (vermelhidão) perifolicular com áreas irregulares. Por não ter cura, o diagnóstico precoce é fundamental para retardar a evolução da doença.

À tricoscopia, há uma descamação ao redor dos folículos e ausência de fios velos. Além disso, pode estar associado a lesões de líquen na pele em outras partes do corpo.

TRICORREXE NODOSA

Instrumentos térmicos (secador, chapinha etc.) atingem temperaturas muito altas e comumente causam tricorrexe nodosa ao longo do cabelo. Elásticos apertados também podem causar tricorrexe nodosa. Na tricoscopia, podemos ver fios de cabelo com áreas brancas correspondentes aos locais de fratura. Se utilizarmos um *zoom* ainda maior, algumas áreas parecem pincéis. Pessoas com coceira intensa podem ter um tipo mais próximo à raiz do couro cabeludo. Tratamentos químicos inadequados podem causar esse problema.

TRICOPTILOSE (PONTAS DUPLAS)

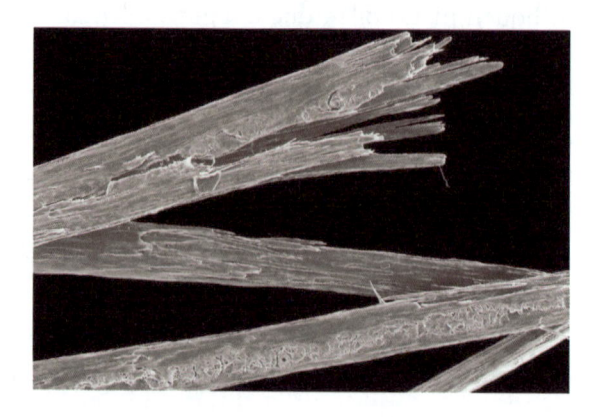

A tricoptilose, conhecida popularmente como ponta dupla, é a quebra das pontas dos cabelos. Pode estar associada a outros sinais de danos, como tricorrexe nodosa e triconodose. Existe outra variante, chamada tricoptilose central, mas é rara e quase exclusivamente observada em cabelos africanos. A tricoptilose não tem tratamento, e não é possível colar novamente as pontas fraturadas.

TRICONODOSE

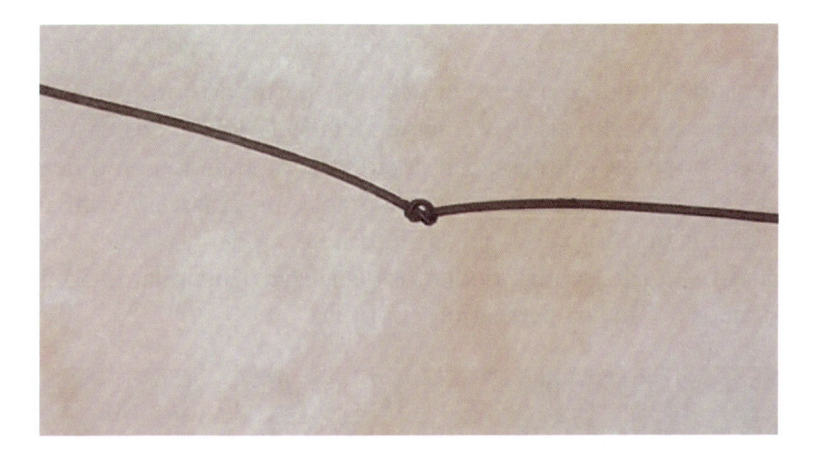

Nessa doença capilar, a haste do cabelo pode ter um nó simples ou duplo. É mais comum em pacientes com cabelo encaracolado e geralmente ocorre pelo atrito causado pelo pentear e coçar.

Descrita pela primeira vez por McCarthy, tem dois tipos: uma variedade rara, de etiologia desconhecida, envolve o crescimento anormal do couro cabeludo e dos pelos corporais com triconodose espontânea, fios predispostos a estilhaços e fraturas, problema que persiste indefinidamente e é resistente a qualquer forma de tratamento. O segundo tipo é encontrado em pacientes com couro cabeludo e pelos corporais normais e é causada por forças mecânicas, como pentear e escovar. Os cabelos nesse tipo geralmente são secos e cacheados, mas não ocorre nenhuma anormalidade na estrutura ou no padrão de crescimento.

Os nós geralmente estão localizados no terço externo da haste do cabelo. Raramente, mais de um nó é encontrado em um único fio de cabelo, e a maioria é um nó simples. A triconodose é uma característica dos cabelos longos e crespos. Os fios de cabelo achatados ou em forma de fita não ficam planos em uma superfície nivelada, mas permanecem em espiral. Quando puxados e soltos suavemente, os fios recuam em espirais. Esse recuo pode levar a um emaranhamento que, por acaso, forma um nó que resulta em triconodose. Pentear e lavar podem causar emaranhamento e nós. A repetição desses fatores resulta no aperto dos nós. Nem todos os fios de cabelo estão envolvidos na triconodose. Esses nós lembram piolhos e são facilmente confundidos.

PSORÍASE CAPILAR

A psoríase pode acontecer em diversas partes do corpo, mas o couro cabeludo é o local mais comumente afetado (70-80% dos casos). Muitas vezes pode ser o único local da doença e é tratado como dermatite seborreica. A descamação pode ser branca ou amarela. A inflamação do couro cabeludo causa queda de cabelo, podendo levar a alopecia cicatricial. Na tricoscopia, podemos visualizar mais inflamação e vasos sanguíneos do que na dermatite seborreica.

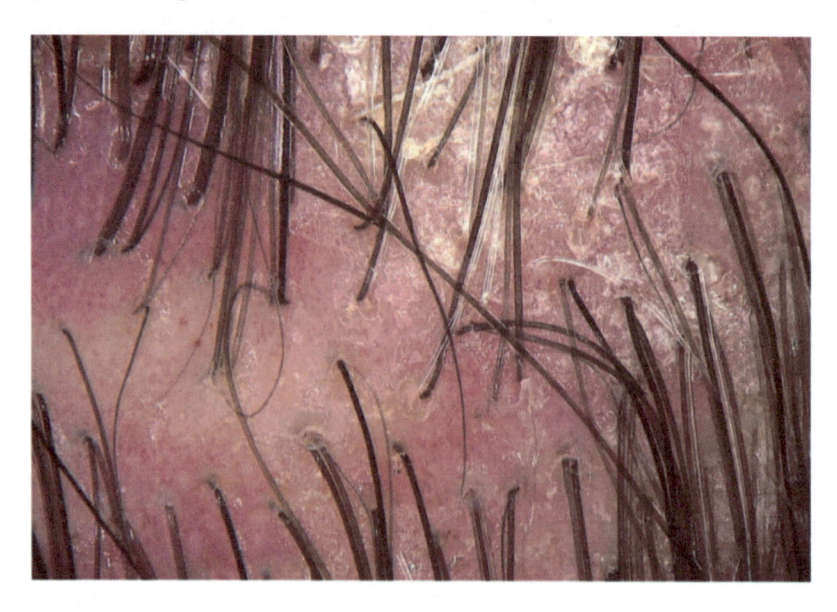

PSORÍASE DO COURO CABELUDO

A psoríase do couro cabeludo é uma doença comum da pele que forma manchas salientes, avermelhadas e frequentemente escamosas. Pode surgir como lesão única ou várias e até mesmo afetar todo o couro cabeludo. Também pode se espalhar para a testa, nuca ou atrás e dentro das orelhas.

Você não pode pegar psoríase do couro cabeludo de outra pessoa; acredita-se que se trata de algo errado com o sistema imunológico que faz as células da pele do couro cabeludo crescerem muito rapidamente e se transformarem em manchas. Cerca de metade das pessoas com psoríase, que pode afetar qualquer superfície da pele, a tem no couro cabeludo. Às vezes, esse é o único lugar acometido, mas isso é incomum.

A psoríase do couro cabeludo pode ser leve e quase imperceptível, mas também pode ser grave, durar muito tempo e causar feridas espessas e com crostas. A coceira intensa pode afetar o sono e a vida cotidiana e até causar infecções de pele e perda de cabelo.

Os sintomas de psoríase leve do couro cabeludo podem incluir apenas descamação leve e fina. Os sintomas de psoríase moderada a grave do couro cabeludo incluem manchas vermelhas e escamas com descamação semelhante às da caspa, couro cabeludo seco, queimação ou dor e até perda de cabelo.

A psoríase do couro cabeludo pode gerar inflamação, aumentando a queda de cabelo. Coçar muito ou com muita força e cutucar as lesões pode piorar a doença. A primeira linha de defesa é o tratamento feito com xampus, cremes, géis, loções, espumas, óleos, pomadas e sabonetes medicamentosos. Os produtos de venda livre geralmente contêm ácido salicílico ou alcatrão de carvão (não disponível no Brasil). Os produtos prescritos incluem antralina e antimicrobianos que tratam infecções bacterianas ou fúngicas, calcipotriol, dipropionato de betametasona e tazaroteno, um derivado da vitamina A. Para funcionar, esses tratamentos devem ser aplicados no couro cabeludo, não apenas no cabelo. Se os sintomas não respondem aos tratamentos tópicos, a fototerapia pode ajudar. A luz ultravioleta (UV) pode ser usada para tratar todo o couro cabeludo.

PEDICULOSE CAPITIS

Conhecida como piolho, é uma parasitose que afeta predominantemente crianças de 4 a 14 anos, devido à falta de hormônios sexuais. É causada pelo *Pediculus humanus,* inseto sugador de sangue e parasita específico de humanos. Na tricoscopia, podemos ver o inseto e as lêndeas. Pode ocorrer em outras partes do corpo, como sobrancelhas, cílios e pelos púbicos.

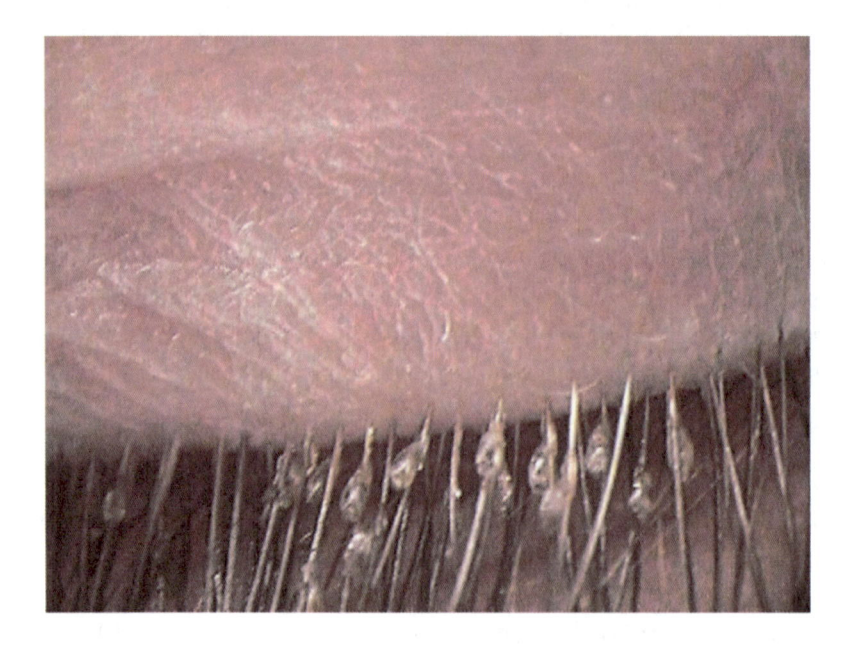

PSEUDOFOLICULITE

Doença muito comum, que ocorre na região do pescoço e na barba dos homens. A pseudofoliculite também é comum em mulheres que fazem depilação com cera e pinça, fazendo com que o folículo cresça de maneira inadequada. A pele é induzida a uma reação de corpo estranho e inflamação pelo próprio fio de cabelo. A tricoscopia mostra o fio do cabelo eclodindo de maneira inadequada.

Pode acontecer infecção bacteriana, que causa dor, calor e desconforto no local. Nesse caso, deve ser realizado tratamento com antibióticos por via oral ou tópicos. Como são bactérias típicas da pele, é muito comum ocorrer resistência bacteriana e recorrer o problema. Essa é uma doença que não tem cura; somente a destruição do folículo que impede o crescimento inadequado do fio resolve o problema, e para isso são necessárias sessões de *laser*.

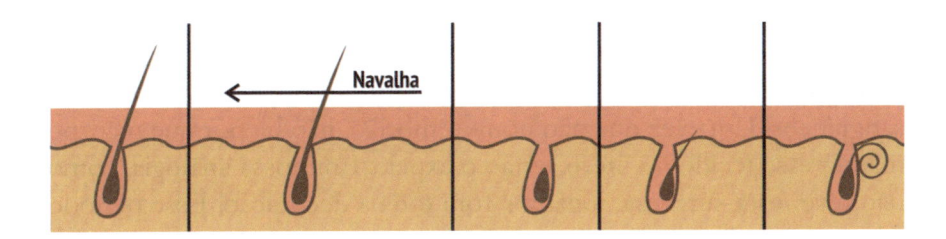

HORMÔNIOS E O CICLO MENSTRUAL

Vimos que a causa hormonal é determinante na queda de cabelo. Por isso, é fundamental conhecermos as variações hormonais normais que ocorrem na mulher ao longo do ciclo menstrual para compreendermos o que esses hormônios irão causar no cabelo.

Para entendermos o ciclo menstrual, é importante pensar que o objetivo do corpo é criar um ambiente ideal para a geração do bebê. Dessa forma, ocorrem dois ciclos: um acontece nos ovários e outro no útero. O cérebro envia os sinais iniciais por meio de hormônios, por isso períodos de estresse podem alterar a frequência e duração do ciclo.

Um ciclo menstrual completo geralmente dura entre 24 e 38 dias, mas isso pode mudar ao longo dos anos. Quando a mulher inicia a menstruação (menarca) e está próxima da menopausa, a duração dos ciclos podem variar muito.

Durante o ciclo, os hormônios alteram o funcionamento do intestino, humor, peso e também do cabelo, que é nosso foco de estudo. Entendendo o ciclo menstrual, vamos entender também como os contraceptivos podem ser ruins para o cabelo.

Podemos ver a primeira parte do ciclo como "preparar a casa para receber uma visita", sendo a casa o útero e o visitante, o óvulo fecundado. Se um óvulo é fecundado e o bebê não tem condições de se alojar, a gravidez não segue em diante. Já na segunda parte do ciclo ocorre a preparação do útero e dos hormônios do corpo para seguir com a gravidez.

Imagine que você preparou uma festa surpresa para um amigo: comprou bolo, fez toda a decoração, e ele não apareceu. O que você faz com a decoração? Você joga fora! Essa é uma maneira de entendermos a menstruação: o corpo preparou tudo para receber o embrião, mas ele não apareceu, então derrama a camada interna do endométrio (tecido de revestimento do útero). Para o embrião se alojar, ele necessita que o útero esteja forrado com uma camada muito nutritiva e diversos vasos sanguíneos. Uma vez que não houve embrião, não há por que o corpo manter esse tecido no útero, então o expele. Em nossa analogia, como não teve festa surpresa, jogamos fora toda a decoração. Esse período dura, em média, cerca de 5 ou 6 dias.

Agora, com a "casa sem decoração nenhuma", o corpo começa a preparar a próxima festa surpresa. O cérebro envia sinais para os ovários prepararem um óvulo que será liberado.

O hormônio FSH (folículo-estimulante) orienta os ovários a preparar um óvulo para o fenômeno da ovulação, que é a liberação de um óvulo do ovário. O folículo do óvulo dominante produz um hormônio chamado estrogênio de forma crescente. Quando ocorre um pico desse hormônio, acontece a ovulação. Essa fase dura em torno de 10 a 22 dias.

O ciclo menstrual

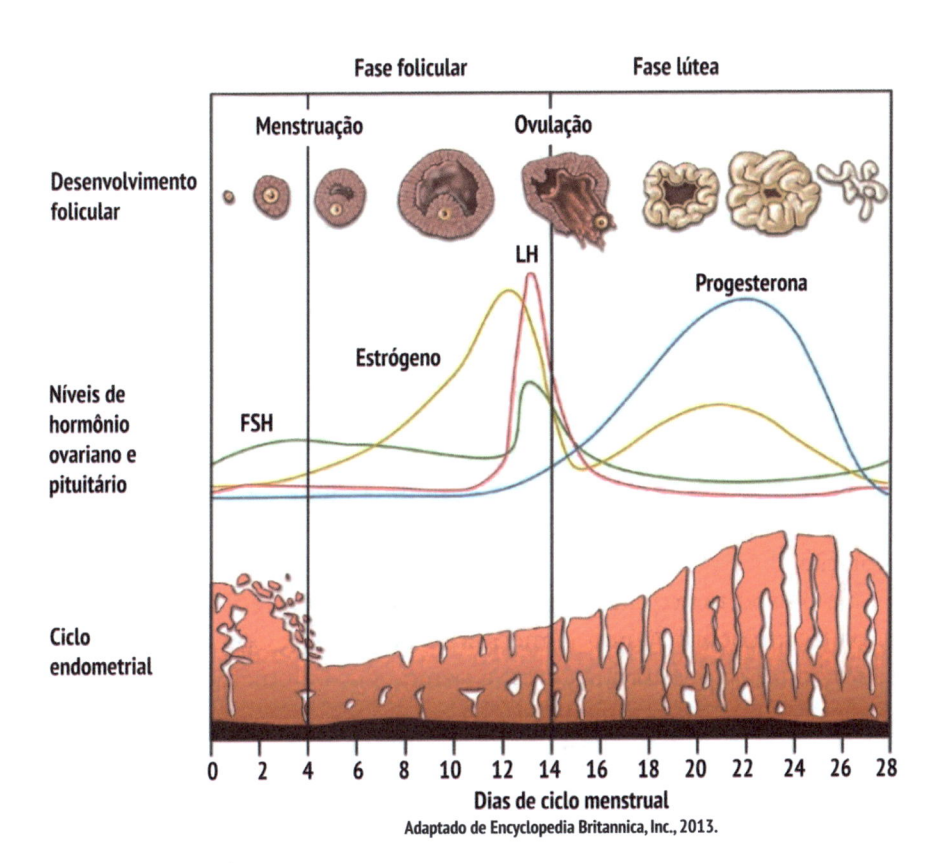

Figura adaptada de Encyclopedia Britannica, Inc., 2013, mostrando as fases folicular e lútea do ciclo menstrual, com o desenvolvimento folicular, níveis de hormônio ovariano e pituitário (FSH, Estrógeno, LH, Progesterona) e ciclo endometrial ao longo de 28 dias.

O útero responde ao estrogênio produzido pelos folículos, reconstruindo o revestimento que acabou de ser eliminado no último período menstrual. Na analogia, podemos entender como fazer uma nova decoração para mais uma festa surpresa.

Essa fase é chamada proliferativa porque o revestimento do útero fica mais espesso para receber o óvulo que foi fertilizado. Se o óvulo fertilizado encontra um útero muito fino, ele não é capaz de se desenvolver. Se uma festa surpresa não tem uma decoração bonita e bem-feita, pode ser que o convidado especial não queira ficar!

Na metade do ciclo (mais comum), com o aumento de estrogênio, o cérebro detecta essa elevação, e é liberado um pico do hormônio LH (hormônio luteinizante). Esse pico causa a liberação do óvulo dos ovários, que é o que chamamos de ovulação.

Imagine que a festa surpresa está toda decorada, todos os convidados estão lá, e finalmente chegou a hora de abrir a porta da casa e fazer a surpresa ao aniversariante. Ao abrir a porta, podem acontecer duas coisas: 1. Encontrar; ou 2. Não encontrar o aniversariante.

No caso 1, ele vai observar a decoração e decidir se está bonita o suficiente para ficar. Isso ocorre na ovulação, onde um óvulo que é fecundado encontra um endométrio pronto para ocorrer a nidação.

Na segunda parte do ciclo, ocorre a produção de estrogênio e progesterona. O folículo que continha o óvulo se transforma em algo chamado corpo lúteo e começa a produzir um hormônio chamado progesterona. Aqui começamos a entender a queda de cabelo que se agrava no período pré-menstrual. Esse hormônio causa alterações de humor, oleosidade na pele, dores de cabeça, acne, alterações no fluxo intestinal etc.

Se o óvulo é fertilizado, a progesterona ajuda na continuidade da gravidez. A palavra progesterona significa *progestare*, ou seja, "a favor da gestação".

Se o espermatozoide não fertilizar o óvulo, entre 9 e 11 dias após a ovulação o corpo lúteo começa a se decompor. Como os níveis de estrogênio e progesterona caem, a parede do endométrio começa a se desfazer, o que causa a menstruação.

O corpo produz substâncias chamadas prostaglandinas, que fazem que o músculo uterino se contraia para causar a menstruação, recomeçando todo o ciclo.

Algumas pílulas contraceptivas suprimem a ovulação pela ação combinada dos hormônios estrogênio e progesterona ou, em alguns casos, apenas pela progesterona. Algumas mulheres têm tendência à queda de cabelo relacionada aos hormônios ou, durante o ciclo menstrual, sofrem variação hormonal que causa a queda. Muitas mulheres são tão sensíveis aos hormônios androgênios que podem ter afinamento capilar, mesmo com níveis considerados normais nos exames laboratoriais. Isso diz muito a respeito da sensibilidade que aquele receptor hormonal apresenta.

Podemos entender essa sensibilidade hormonal fazendo uma analogia com o álcool. Há pessoas que tomam uma pequena quantidade (alta sensibilidade) e ficam embriagadas, enquanto há pessoas que bebem muito álcool (baixa sensibilidade) e não ficam embriagadas. Da mesma forma, em algumas pessoas, apenas com pequena quantidade de hormônios androgênios elas sofrem efeitos lesivos no cabelo.

Mulheres com queda de cabelo relacionada a hormônios podem perdê-lo quando começam o método anticoncepcional ou após o interromperem, dependendo do tipo. A queda de cabelo também pode acontecer quando se muda de um tipo de pílula para outro.

A contracepção hormonal pode reduzir os níveis de androgênios (melhorando a queda de cabelo), mas em alguns casos esses hormônios também agem como androgênios no corpo. Alguns progestogênios, que são a versão sintética do hormônio progesterona natural do corpo, têm ação androgênica. A progesterona produzida naturalmente pelo corpo é antiandrogênica e tem efeito de inibir a conversão de DHT.

Os progestogênios androgênicos que devem ser evitados em mulheres com tendência a alopecia androgenética são encontrados nos seguintes medicamentos:

- **LEVONORGESTREL:** Mirena, pílula do dia seguinte, Pílulas combinadas com ciclo 21;
- **ACETATO DE MEDROXIPROGESTERONA:** (Depo-Provera®) injetável a cada 3 meses;
- **NORETISTERONA:** Mesigyna® injetável mensal, Micronor® via oral.

Alguns anticoncepcionais têm uma combinação de estrogênio e um progestogênio que tem efeito antiandrogênico, ajudando na queda de cabelo por alopecia androgenética e oleosidade na pele. A SHBG é uma proteína que conecta os androgênios encontrados no sangue e os impede de entrar nas células da pele e nos folículos capilares – isso faz que esse hormônio não esteja ativo, causando danos. É importante entender que mesmo esses anticoncepcionais que são bons para a pele e o cabelo apresentam outros efeitos colaterais, como enxaqueca e aumento de risco de trombose, devendo ser prescritos ou mudados somente pelo médico ginecologista. Alguns desses anticoncepcionais já foram proibidos em alguns países da Europa, para você ter uma ideia.

- **CLORMADINONA:** Chariva®, Belarina® ou Belara®;
- **CIPROTERONA:** como Diane 35®, Selene®, Diclin® ou Lydian®;
- **DROSPIRENONA:** Elani®, Aranke®, Generise® ou Althaia®;
- **DIENOGESTE:** Qlaira®.

DIU DE COBRE E QUEDA DE CABELO

Ao contrário do DIU Mirena, o DIU de cobre não possui hormônios em sua composição. O fio de cobre enrolado ao redor do dispositivo produz uma reação inflamatória tóxica para espermatozoides e óvulos, evitando a gravidez. Além disso, o DIU de cobre pode tornar o fluxo menstrual mais intenso, aumentando a perda de ferro pelo organismo. Mulheres que têm ferritina baixa ou tendência a anemia devem ter cuidado redobrado em relação a esse DIU. Exceto esse detalhe, não apresenta outros efeitos na queda de cabelo.

MENOPAUSA

Durante a menopausa, os níveis de estrogênio e progesterona diminuem bruscamente, pois não há mais ciclo menstrual para produzi-los de maneira tão abundante. Isso faz com que os períodos se tornem irregulares e eventualmente parem. Baixa progesterona e estrogênio também causam o enfraquecimento do cabelo durante a menopausa. A maioria das mulheres nota o afinamento em todo o couro cabeludo, ficando mais evidente na região frontal das "entradas". Essa diminuição dos níveis de estrogênio e progesterona durante a menopausa também pode levar a níveis mais altos de testosterona do que o normal, pois esse hormônio não é contrabalanceado e se torna dominante. Durante a idade fértil, a mulher tem mais estrogênio e progesterona do que testosterona. Mesmo que os níveis de testosterona sejam os mesmos ou dentro dos valores normais do laboratório, sem estrogênio e progesterona para manter a testosterona sob controle a mulher pode experimentar mudanças ligadas a tal desequilíbrio, como afinamento capilar, pilificação no rosto e oleosidade na pele.

Com base em tudo que você aprendeu de Tricologia aqui, agora você consegue entender os pilares do desenvolvimento dos produtos Éclairé. Você verá que cada produto foi pensado para atender às condições de cada patologia do couro cabeludo.

> **HOJE EM DIA VEMOS CADA VEZ MAIS CASOS DE HOMENS ABAIXO DE 20 ANOS DESENVOLVENDO CALVÍCIE E ATÉ MESMO CRIANÇAS.**

CAPÍTULO 6

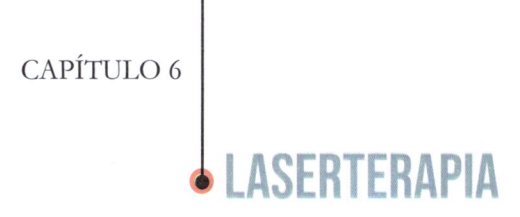

LASERTERAPIA

O espectro de luz consiste em muitos comprimentos de onda diferentes de energia produzida por uma fonte de luz. A luz é medida em nanômetros (nm); cada nanômetro representa um comprimento de onda de luz ou banda de energia luminosa. A luz visível é a parte do espectro de 380 a 780 nm. A energia viaja por todo o universo na velocidade da luz, como radiação. O nome dessa radiação depende do seu nível de energia.

A anatomia de uma onda

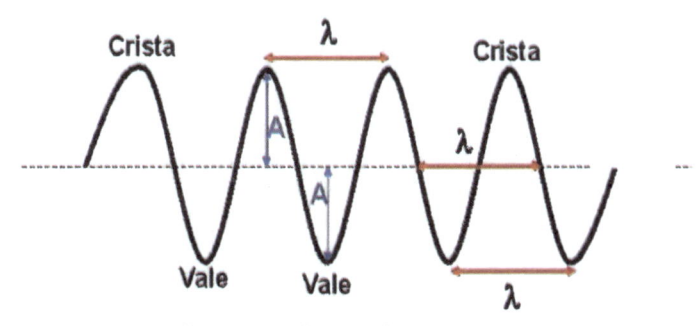

λ = comprimento de onda
A = amplitude da onda

Anatomia de uma onda / Crista / Vale / A / λ = comprimento de onda / A = amplitude de onda / V = λ . f

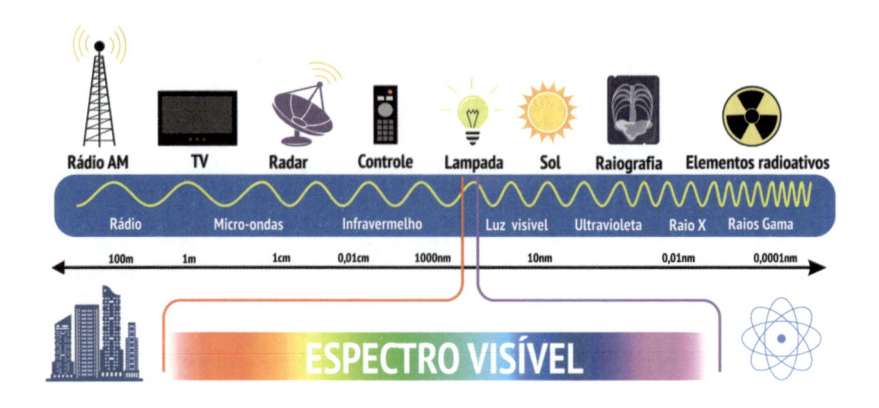

Rádio AM / TV / Radar / Controle / Lâmpada / Sol / Radiografia / Elementos radioativos / 100 m / 1 m / 1 cm / 0,01 cm / 1.000 nm / 10 nm / 0,01 nm / 0,001 nm / Espectro visível

Na extremidade do espectro de energia realmente alta, estão os raios gama. Eles são primos próximos dos raios x que médicos e dentistas usam para sondar estruturas incomuns em seu corpo. As ondas de rádio caem na outra extremidade do espectro.

São usados para transmitir músicas e notícias. Os raios ultravioleta, a luz visível, a radiação infravermelha e as micro-ondas têm níveis de energia intermediários. Juntos, todos formam um espectro eletromagnético de luz longo e contínuo, e sua energia viaja no que é conhecido como ondas. O que separa um tipo dessa radiação de outro é seu comprimento de onda – esse é o comprimento de uma onda que constitui cada tipo de radiação.

Para identificar o comprimento de uma onda no mar, mede-se a distância da crista (parte superior) de uma onda à crista de outra. Ou se pode medir de uma depressão (parte inferior de uma onda) a outra. Os cientistas medem as ondas eletromagnéticas da mesma maneira, de crista a crista ou de vale em vale. Na verdade, cada segmento do espectro de energia é definido por esse comprimento de onda. Mesmo o que chamamos de calor é um tipo de radiação – os raios infravermelhos.

Partes do espectro eletromagnético também podem ser descritas em termos de sua frequência. A frequência de uma radiação será o inverso de seu comprimento de onda. Portanto, quanto menor o comprimento de onda, maior a sua frequência. Essa frequência é normalmente medida em *hertz*, uma unidade que significa ciclos por segundo.

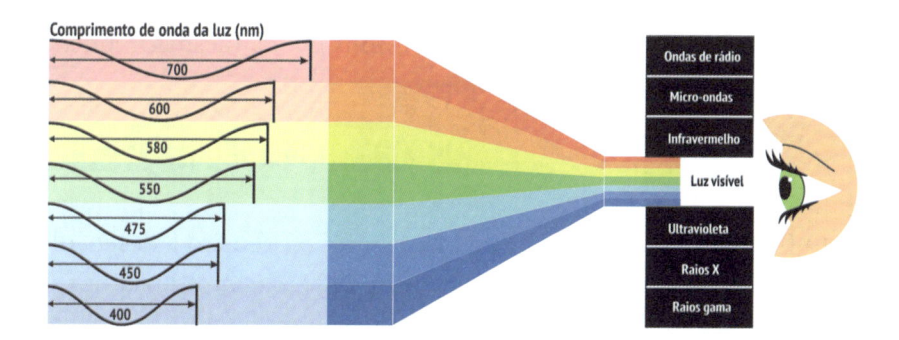

Nossa visão é capaz de captar ondas de 380 a cerca de 750 nanômetros, por isso se vê geralmente o *laser* com a cor vermelha. Alguns animais conseguem ver ondas infravermelho – "infra" significa "abaixo de" –, então eles conseguem ver ondas que não conseguimos. Com o uso de um equipamento médico especial chamado termografia, é possível ver essas ondas infravermelho e auxiliar no diagnóstico de doenças hiperproliferativas como o câncer de mama.

Muitos pensam que *laser* é uma palavra, mas na verdade é uma sigla para *light amplification by stimulated emission of radiation*, ou seja, amplificação de luz por emissão estimulada de radiação. As origens da tecnologia do laser remontam a 1900, quando Max Planck, um físico teórico alemão, descobriu a relação entre energia e frequência da radiação e concluiu que a energia poderia ser emitida ou absorvida apenas em pedaços discretos, chamados de "quanta".

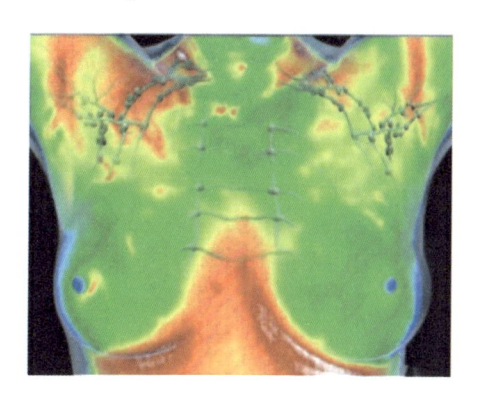

Em 1905, o físico Albert Einstein propôs como a luz fornece sua energia em blocos, representados por partículas quânticas discretas de fótons. Mais tarde, em 1916, ele introduziu o conceito de emissão estimulada: os fótons, ao interagir com átomos ou moléculas excitadas, podiam estimular a emissão de novos fótons com a mesma frequência, fase, polarização e direção do primeiro.

HISTÓRIA DO LASER NA MEDICINA

O físico americano Theodore Maiman foi o primeiro a desenvolver um *laser* usado para aplicação clínica. Em 1960, ele introduziu um *laser* composto por uma haste de rubi que emite energia luminosa a um comprimento de onda de 694 nm. Em 1963, o cirurgião americano Leon Goldman, pioneiro na aplicação de *lasers* em condições dermatológicas, relatou os efeitos do *laser* de rubi de Maiman na fotodestruição seletiva de elementos pigmentados da pele, como cabelos negros. Na década seguinte, surgiram avanços na fotocirurgia dermatológica, incluindo o advento da terapia fotodinâmica, cicatrização de feridas à base de luz e o desenvolvimento do *laser* Nd:YAG para lesões vasculares.

Depois da década de 1960, talvez o maior avanço no campo dos *lasers* cutâneos tenha sido o desenvolvimento da teoria da fototermólise seletiva, pelos dermatologistas Rox Anderson e John Parrish em 1983. Seu artigo elucidou a interação tecido-*laser* levando à destruição seletiva de uma estrutura-alvo pretendida, denominada cromóforo. A energia do *laser* de um comprimento de onda predeterminado foi preferencialmente absorvida por um cromóforo, criando absorção térmica pelo alvo mais do que as estruturas circundantes, levando ao aquecimento e à destruição seletiva do tecido. É importante entender os diferentes comprimentos de onda e os diferentes tipos de *laser,* pois cada um tem uma profundidade de penetração no couro cabeludo e na pele. Para resultados na Tricologia, é importante atingir o "alvo": o folículo.

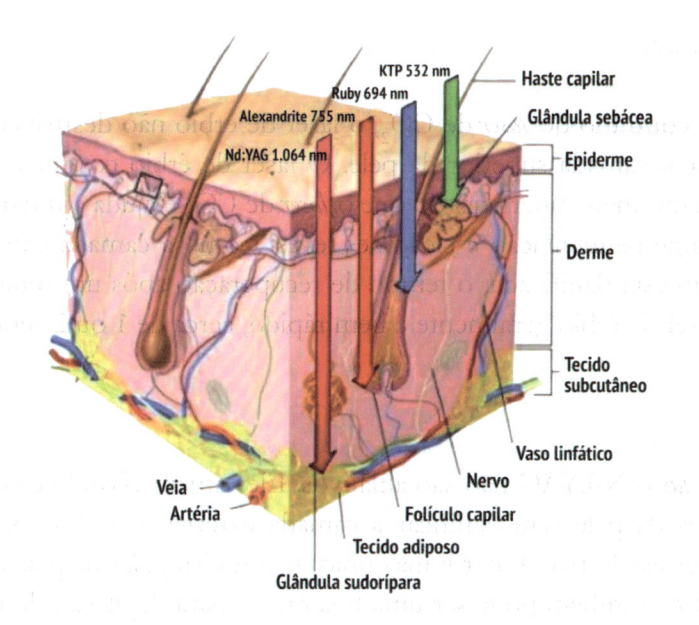

TIPOS DE LASER NA MEDICINA

- **Lasers de dióxido de carbono (CO2)**

O *laser* de dióxido de carbono, ou *laser* de CO_2, é um *laser* ablativo, o que significa que ele danifica a camada externa da pele para estimular a produção de novo colágeno e minimizar ou eliminar linhas profundas, textura irregular da pele e cicatrizes. Os *lasers* de CO_2 também podem ajudar a eliminar verrugas, manchas escuras e marcas na pele. Embora um *laser* de CO_2 possa ser muito eficaz no tratamento de um problema de pele específico, o fato de danificar a pele pode causar cicatrizes indesejadas ou aumentar o risco de complicações ou infecções. O processo de recuperação pode ser demorado após um tratamento com *laser* de CO_2, pois é necessário aguardar a cura da camada externa da pele. Outra desvantagem desse tipo de *laser* é que muitas vezes ele não é recomendado para pessoas com pele mais escura, pois há um risco maior de alterações na pigmentação da pele.

- **Lasers de érbio**

Ao contrário do *laser* de CO_2, o laser de érbio não destrói completamente a camada superior da pele. O laser de érbio costuma ser um tratamento mais superficial do que o *laser* de CO_2 e ajuda a tratar linhas finas, hiperpigmentação e cicatrizes leves. Como a camada externa da pele não está danificada, o tempo de recuperação após um tratamento com laser de érbio geralmente é bem rápido, cerca de 1 ou 2 semanas.

- **Nd:YAG**

Os *lasers* Nd:YAG não são ablativos. Eles atuam visando células específicas da pele sem danificar a camada externa. Um *laser* Nd:YAG pode ser usado para tratar linhas finas, textura irregular da pele ou vermelhidão. Também pode ser uma boa opção para depilação de fios escuros ou para pele mais escura.

- **Luz intensa pulsada**

Não é um tipo de *laser*, mas um tratamento à base de luz que pode oferecer resultados semelhantes aos de um tratamento a *laser*. A luz pulsada trata a área com pulsos curtos de luz em uma variedade de comprimentos de onda. Os pulsos de luz fazem que a área mais escura da pele, como uma mancha, aqueça. O calor danifica a área, fazendo que a mancha ou veia desapareça. No caso de manchas escuras, as células escuras da pele geralmente descamam. No caso das veias, a danificada em geral é reabsorvida pelo corpo.

- **Infravermelho**

Como a luz pulsada, o infravermelho tecnicamente não é um tratamento a *laser*. Em vez disso, envolve o uso de luz para rejuvenescer a pele. Durante o tratamento, a luz infravermelha aquece suavemente a camada dérmica da pele, estimulando a produção de colágeno. Uma vez que o corpo está produzindo novo colágeno, a pele na área tratada torna-se mais firme e mais elástica, de modo que qualquer flacidez nessa área é reduzida.

- **LLLT (***low-level laser (light) therapy***)**

A terapia a *laser* (luz) de baixo nível (LLLT) em Dermatologia tem sido usada por muitos anos para tratar uma variedade de condições, incluindo redução da dor e inflamação e promoção da cicatrização de feridas e regeneração de tecidos. Andre Mester, médico húngaro, demonstrou pela primeira vez o crescimento do cabelo usando *lasers* (694 nm), embora acidentalmente, em 1967, usando camundongos. O primeiro dispositivo LLLT foi liberado para uso pela FDA dos Estados Unidos em 2007.

- Diferenças entre LLLT e LED

A luz *laser* é única, pois é monocromática, coerente e colimada. Essas características a tornam adequada para muitas aplicações médicas. O feixe monocromático, ou de comprimento de onda único, é ideal para estimular cromóforos em tecidos biológicos que respondem apenas a comprimentos de onda muito específicos. Essa propriedade é importante para minimizar a dispersão de fótons à medida que a luz interage com o tecido. Por último, uma vez que o tecido lesado normalmente fica nas profundezas do corpo, o feixe colunado do *laser* ajuda a concentrar a energia em um caminho estreito e direto, ideal para o tratamento de tecidos em profundidade.

LED geralmente emitem luz em uma pequena banda de comprimentos de onda, mas não podem emitir um único comprimento de onda especificado. Essa largura de banda afeta sua capacidade de marcar o comprimento de onda para atingir os tecidos desejados de maneira ideal. Além disso, os LED não produzem um feixe colimado nem coerente, o que não é ideal no tratamento de tecidos mais profundos.

Por último, os LED operam com uma potência (*watt*) significativamente mais baixa do que a maioria dos *lasers*, o que afeta sua capacidade de atingir tecidos mais profundos em janelas de tempo menores.

Ao tentar atingir tecidos mais profundos, o comprimento de onda é uma variável crítica que pode desempenhar um papel significativo na capacidade da luz de penetrar nos tecidos. Mas não é o único fator determinante da eficácia terapêutica. A potência é uma segunda variável que também desempenha um grande papel na determinação do uso adequado e da consistência dos resultados das terapias à base de luz.

COMO FUNCIONA A TERAPIA A LASER DE BAIXO NÍVEL?

Para que a luz tenha efeitos terapêuticos, é necessário que haja receptores no tecido biológico que possam absorver fótons, chamados fotorreceptores ou cromóforos. A "janela óptica" para o tecido biológico é de aproximadamente 650 a 1.200 nm. Nesses comprimentos de onda, a penetração no tecido é maximizada, portanto a luz vermelha ou infravermelha (600-950 nm) é utilizada no LLLT. A citocromo C oxidase (CCO), parte da cadeia respiratória celular mitocondrial, foi proposta como o cromóforo para os comprimentos de onda do vermelho e do infravermelho.

Os possíveis processos alterados por mudanças celulares incluem a reentrada anágena dos folículos capilares telógenos, prolongando o ciclo anágeno e prevenindo o catágeno, e aumentando a proliferação dos folículos anágenos. Evidências recentes em camundongos demonstraram que a luz vermelha (630 nm) promoveu a transição do folículo telógeno para a fase anágena, levando à proliferação de células da papila dérmica e queratinócitos da bainha externa da raiz.

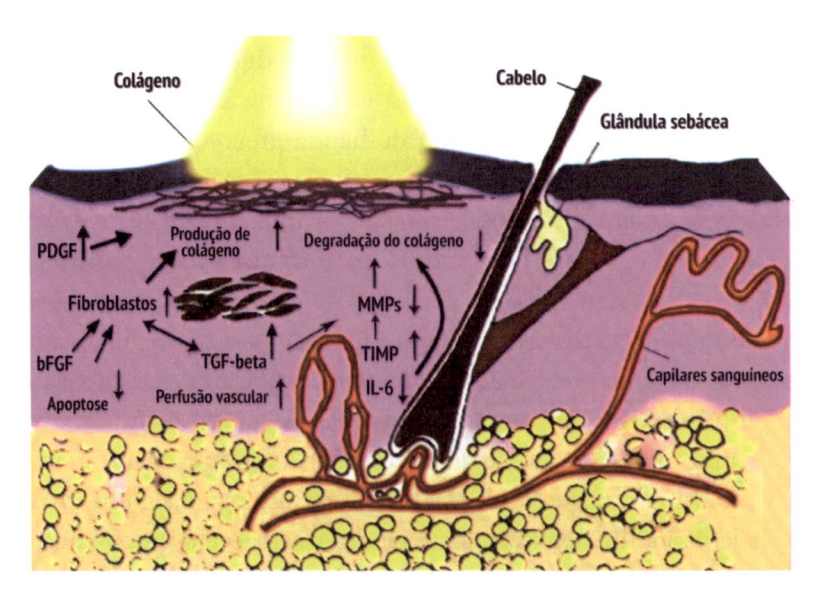

Existem diferenças entre as fontes de luz. A luz *laser* é monocromática e coerente, enquanto a luz LED não é completamente monocromática e menos coerente. Essas diferenças podem ser irrelevantes para a terapia LLLT para a queda de cabelo. O que pode ser mais importante é garantir que uma dose apropriada de luz seja fornecida ao folículo piloso. A pesquisa sugere que uma dose apropriada parece ser 4 J/cm2. A maioria dos dispositivos preconiza o tratamento por 15 a 20 minutos, em dias alternados ou 3 vezes/semana por 6 meses.

O sucesso de qualquer dispositivo LLLT pode depender de diferenças interindividuais no comprimento do cabelo, cor e cor da pele. Além disso, os dispositivos LLLT são liberados para uso em indivíduos com pele Fitzpatrick tipos I a IV. A pele mais escura diminui a transmissão de luz, provavelmente devido à melanina, em modelos de computador. O próprio cabelo contém cromóforos, os pigmentos eumelanina (cabelo castanho/preto) e feomelanina (cabelo loiro/ruivo). Usando modelos de computador de couro cabeludo com cabelo de 2 mm de comprimento, o cabelo absorveu luz de uma fonte simulada de 635 nm e 5 mW, com cabelos mais escuros absorvendo mais luz. A transmitância da luz a uma profundidade de 0,8 mm foi reduzida em 32,5% para cabelos loiros e 37% para cabelos pretos.

Pode-se especular como cabelos mais longos e/ou mais grossos podem influenciar a penetração da luz nos folículos capilares, com conclusões desfavoráveis. A intensidade é inversamente proporcional ao quadrado da distância da fonte ao alvo; por exemplo, se a distância dobra, a intensidade da luz será um quarto da distância original. Portanto, é imperativo que um dispositivo LLLT esteja muito próximo ao couro cabeludo. Partir o cabelo ou umedecê-lo pode garantir que a fototerapia atinja a área de interesse e aumentar a chance de crescimento do cabelo.

A terapia a *laser* de baixa intensidade – também conhecida como terapia da luz vermelha e terapia a *laser* frio – irradia fótons nos tecidos do couro cabeludo. Esses fótons são absorvidos por células fracas para estimular o crescimento do cabelo. O ciclo de crescimento do cabelo consiste em três fases: crescimento (fase anágena), repouso (fase telógena) e queda (fase catágena). A perda de cabelo na alopecia androgenética depende de um derivado da testosterona na pele, a diidrotestosterona (DHT). Acredita-se que a terapia a *laser* de baixo nível aumenta o fluxo sanguíneo no couro cabeludo e estimula o metabolismo nos folículos catágenos ou telógenos, o que resulta na produção de cabelo anágeno.

Em teoria, os fótons da luz atuam na CCO, levando à produção de trifosfato de adenosina (ATP). Este é convertido em AMP cíclico nas células do folículo capilar, liberando energia e estimulando os processos metabólicos necessários para o crescimento do cabelo. A liberação de óxido nítrico das células leva ao aumento da vascularização do couro cabeludo, distribuindo nutrientes e oxigênio para as raízes do cabelo. Para doenças autoimunes, como alopecia *areata*, onde a ativação de macrófagos é envolvida na patogênese, há evidências consideráveis de que a fotobiomodulação pode inibir a liberação de citocinas pró-inflamatórias, apoptose de células por meio da regulação positiva de proteínas antiapoptóticas, que podem ser usadas no tratamento de alopecia induzida por quimioterapia.

Em um estudo prospectivo de 6 meses com dispositivos LED em participantes com diagnóstico de LPP, os dispositivos foram usados em alta potência por 15 minutos todos os dias, por um total de 6 meses. Todos os pacientes apresentaram melhora após o tratamento, com redução geral dos sintomas, hiperceratose perifolicular, eritema e diminuição da pontuação média do índice de atividade do líquen plano pilar (LPPAI) de 0,87. Em comparação com a avaliação inicial, houve um aumento na espessura do cabelo terminal em 3 e 6 meses.

CONTRAINDICAÇÕES E CUIDADOS

Poucos eventos adversos são relatados em estudos que avaliaram o efeito da fotobiomodulação no crescimento do cabelo. Os efeitos colaterais mais comuns incluem queda de cabelo, xerose, eritema, prurido, irritação, sensibilidade no couro cabeludo, sensação de calor, urticária e acne. Como acontece com qualquer dispositivo baseado em luz, os pacientes devem ser aconselhados a evitar direcionar a luz do *laser* diretamente para os olhos, pois ele pode interagir com certos medicamentos. A terapia a *laser* não deve ser realizada em pessoas que tomam medicamentos fotossensibilizantes. A fotossensibilização é uma alteração química da pele que aumenta a sensibilidade de alguém à luz. Lembrar sempre de cobrir muito bem os olhos ao usar certos tipos de equipamentos, pois estes podem causar crises de enxaqueca em pessoas suscetíveis.

O uso excessivo de equipamentos de fotobiomodulação pode causar o efeito oposto: queda de cabelo. No início do tratamento, pode ocorrer um efeito *shedding*, semelhante ao encontrado com minoxidil, com duração média de 2 meses e resultados visíveis com 6 meses de uso.

EXEMPLOS DE EQUIPAMENTOS

Existem centenas de dispositivos no mercado, variando o tipo de fonte luminosa (*laser* ou LED), quantidade de dispositivos luminosos, potência total, disposição dos dispositivos luminosos (mais próximos ou afastados do couro cabeludo) e combinação de comprimentos de luz (alguns possuem, além do vermelho, o comprimento infravermelho, que traz uma série de benefícios). Com base nas informações aprendidas neste módulo, é possível escolher o equipamento que achar mais apropriado para a sua prática.

- **Capellux**

O Capellux possui 198 LED com 660 nm que irradiam todo o couro cabeludo de forma homogênea, inclusive laterais e nuca. O uso deve ser diário, respeitando o *timer* automático de 12 minutos ou de acordo com a indicação médica. O Capellux utiliza a LLLT.

- **Administração de medicamento assistida por laser**

Consiste em criar pequenos canais através do estrato córneo na derme para realizar a administração de *drug delivery* de substâncias como fatores de crescimento e minoxidil. Podem ser usados *lasers* ablativos (como CO_2 ou Er:YAG) ou *lasers* não ablativos (como 1550nm, 1540nm, 1565nm). Provoca bastante dor na aplicação, e o custo pode não ser viável em grande parte dos casos.

- **Radiofrequência**

Dispositivos de radiofrequência (RF) geram correntes elétricas de alta frequência. A oscilação molecular causada pela resistência da energia de RF que passa pelo tecido humano gera energia térmica que tem várias aplicações terapêuticas.

Os dispositivos de RF podem ser monopolares ou bipolares. Dispositivos de RF monopolares direcionam a energia de RF através de um transdutor em contato com a área de tratamento e usam uma almofada de aterramento no corpo do paciente. Em contraste, os dispositivos de RF bipolares têm eletrodos espaçados nas proximidades e passam a corrente através de uma zona de tratamento estreita, incluindo dispositivos de microagulhamento equipados com microagulhas isoladas de RF.

A RF tem sido mais bem estudada no uso de rejuvenescimento da pele e revisão de cicatrizes de acne. Alguns poucos estudos demonstram eficácia de uso de radiofrequência *in vitro* e em alopecia androgenética, principalmente combinado com minoxidil 5% ou outras fontes luminosas, o que fica difícil isolar cada fator.

- **Microagulhamento**

Tradicionalmente, o microagulhamento é usado *off-label* para queda de cabelo e tem sido utilizado como monoterapia ou como *drug delivery*, o qual consiste em aplicar substâncias como minoxidil e finasterida após os orifícios serem criados na pele. O mecanismo preciso do microagulhamento no papel do crescimento do cabelo é desconhecido, mas acredita-se que envolva microtraumas que estimulam a via Wnt/B-catenina, que promove o crescimento do cabelo. Quando usado como *drug delivery*, o microagulhamento cria microlesões, permitindo a administração transfolicular e transepidérmica de agentes tópicos.

Dermaroller é um dispositivo manual não elétrico com 192 agulhas que variam de 0,5 a 1,5 mm de comprimento. Dispositivos elétricos como o Dermapen normalmente têm de 9 a 12 agulhas e funcionam como um dispositivo eletricamente acionado que aplica punções com mola em um movimento de estampagem.

A monoterapia com microagulhamento tem se mostrado promissora, embora com resultados muito preliminares para a regeneração do cabelo. Um estudo relatou crescimento do cabelo e regulação positiva significativa dos fatores de transcrição do crescimento do cabelo, incluindo Wnt3a, B-catenina, fator de crescimento endotelial vascular e Wnt10b, a uma profundidade de 0,25 mm e 0,5 mm, com um período de tratamento de 5 semanas.

Uma limitação importante dos tratamentos tópicos é a má absorção transcutânea. O estrato córneo serve como barreira física para moléculas maiores que 500 dáltons e é rico em lipídios e ceramidas, limitando a penetração de agentes hidrofílicos. Como resultado, o número de tratamentos tópicos eficazes é limitado pelas propriedades moleculares, e as formulações eficazes precisam ter alta concentração de agente ativo para conduzir a difusão através da pele.

O minoxidil é o único tratamento tópico para AGA aprovado pelo FDA. Sua inibição dos canais de potássio no músculo liso arteriolar causa um efeito vasodilatador direto. O minoxidil promove a transição folicular para a fase anágena (de crescimento) na papila dérmica, mas seu mecanismo de ação preciso permanece desconhecido. Modelos recentes *in vitro* mostram que o minoxidil estimula indiretamente a proliferação de células da papila dérmica.

O minoxidil é hidrofílico e comercialmente disponível em espuma e soluções líquidas que utilizam veículo à base de álcool, o que reduz ainda mais a biodisponibilidade de preparações tópicas e potencialmente contribui para a dermatite de contato. Vários estudos preliminares examinaram a administração de minoxidil e outros medicamentos com microagulhamento, com bons resultados.

REFERÊNCIAS

1. A-J Yu, Y-J Luo, X-G Xu, L-L Bao, T Tian, Z-X Li, et al. A pilot split-scalp study of combined fractional radiofrequency microneedling and 5% topical minoxidil in treating male pattern hair loss. Clin Exp Dermatol. 2018;43(7):775-81.
2. Goldberg DJ, Marmur ES, Hussain M. Treatment of terminal and vellus non-pigmented hairs with an optical/bipolar radiofrequency energy source—with and without pre-treatment using topical aminolevulinic acid. J Cosmet Laser Ther. 2005;7(1):25-8.
3. Verner I, Lotti T. Clinical evaluation of a novel fractional radiofrequency device for hair growth: Fractional radiofrequency for hair growth stimulation. Dermatol Ther. 2018;31(3):e12590.
4. Yoon S-Y, Kim K-T, Jo SJ, Cho A-R, Jeon S-I, Choi H-D, et al. Induction of Hair Growth by Insulin-Like Growth Factor-1 in 1,763 MHz Radiofrequency-Irradiated Hair Follicle Cells. PLoS One. 2011;6(12):e28474.

CAPÍTULO 7

HISTÓRIA DO TRANSPLANTE CAPILAR

Em 1822, em Würzburg, na Baviera, Alemanha, há o primeiro registro escrito de um transplante de cabelo bem-sucedido para o tratamento da calvície em humanos. Dieffenbach, então apenas um estudante de Medicina (e depois famoso por descrever cirurgias na face), descreveu uma cirurgia experimental feita em animais e em humanos por ele e seu cirurgião mentor, o professor Unger. Eles transplantaram cabelo com êxito, de uma área do couro cabeludo de um paciente para outra área.

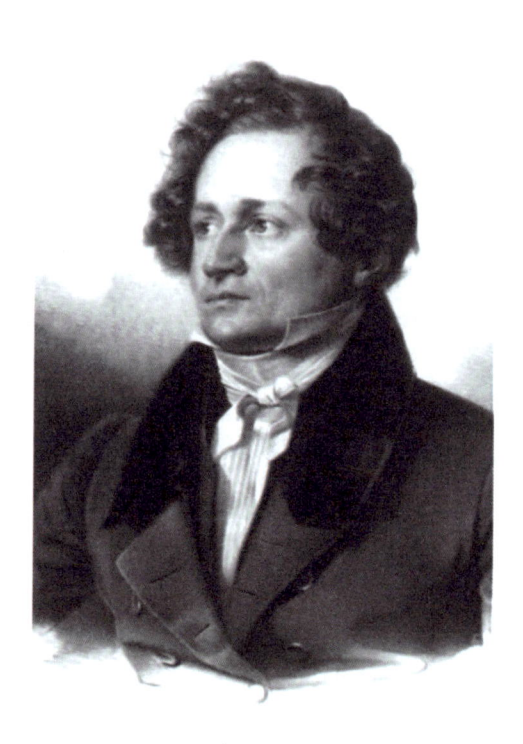

Poucas menções adicionais ao transplante de cabelo apareceram na literatura cirúrgica nas décadas seguintes, em países como Inglaterra, Alemanha e Japão. Os procedimentos cirúrgicos com retalhos de couro cabeludo e enxertos foram inicialmente adaptados para o tratamento da alopecia traumática no final do século XIX e aprimorados na Primeira e na Segunda Guerra Mundial. As técnicas cirúrgicas modernas de transplante de cabelo, por sua vez, foram desenvolvidas pela primeira vez no Japão, em 1939, pelo Dr. S. Okuda, dermatologista japonês que descreveu o uso de enxertos de folículos de áreas com pelos para áreas sem pelos. Esses artigos foram escritos em *kanji* antigo e não foram vistos fora do Japão por muitos anos.

Em 1959, o Dr. Norman Orentreich apresentou um artigo descrevendo uma técnica de transplante de cabelo e o conceito de dominância do doador, o qual explicou os resultados contraditórios de muitos estudos anteriores de transplante de cabelo. O Dr. Orentreich mostrou que o sucesso dos transplantes capilares para a alopecia androgenética depende da dominância da área doadora. Além disso, outras técnicas da cirurgia plástica também evoluíram, como retalhos móveis de pele para cobrir áreas calvas e uso de expansores de tecido para facilitar a reconstrução do couro cabeludo. Infelizmente os resultados não eram naturais – ficavam com o aparência de "cabelo de boneca", o que se tornou alvo de piadas por vários anos. O transplante de cabelo era uma realidade, mas era preciso melhorar. Os orifícios de 5 a 8 mm deixavam um aspecto artificial do cabelo.

No final dos anos 1980 e início dos anos 1990, o Dr. Bobby Limmer, no Texas, começou a usar o microscópio para dividir os segmentos retirados do doador em pedaços cada vez menores. Com o instrumento, foi possível separar as unidades foliculares, como é feito hoje em dia. Esse procedimento ficou conhecido como FUT (*follicular unit transplantation*).

A partir de então, os médicos começaram a retirar tiras maiores e mover mais unidades foliculares, até atingir o nível de 2.500 ou mais enxertos em uma cirurgia. Os procedimentos desse tamanho ficaram conhecidos como megassessões. A retirada da faixa na técnica FUT causava uma cicatriz linear na região occipital.

Na Austrália, em 1989, o Dr. Ray Woods começou a investigar novamente o método usado pelo Dr. Okuda na década de 1930. Por meio de um instrumento conhecido como *punch*, ele tentou remover as unidades foliculares uma a uma da região doadora. Em 2001, vários médicos nos Estados Unidos começaram a investigar a técnica e, em 2002, o Dr. Rassman e o Dr. Bernstein publicaram um artigo sobre FUE *(follicular unit extraction)*. No entanto, a quantidade de folículos retirada por cirurgia era muito pequena, e muitos médicos preferiram ficar com a técnica da faixa FUT.

Com equipes treinadas e equipamentos modernos, hoje é possível retirar mais de 5 mil folículos em uma única cirurgia FUE. A cicatriz da área doadora é mínima, e a recuperação é extremamente rápida. O sistema robótico de transplante capilar ARTAS, por sua vez, foi criado em 2008, aprovado pelo Food and Drug Administration em 2011 e totalmente automatizado. Antes do procedimento, o médico pode estimar o número aproximado de enxertos necessários para o transplante, dependendo do grau de calvície. Com o uso de diversas câmeras, juntamente com algoritmos de *software*, o robô examina e identifica folículos individuais adequados para transplante. Esse sofisticado sistema recalcula a posição do cabelo a cada 20 milissegundos para garantir uma dissecção ideal. Dependendo da extensão da cirurgia, o procedimento leva cerca de 5 a 7 horas.

TÉCNICA FUT

Na técnica FUT, o cirurgião corta uma tira de pele do couro cabeludo da parte de trás da cabeça. O tamanho da tira é de 1 a 1,5 cm de largura. Com o uso de microscópios, os folículos são removidos da tira e preparados para serem inseridos novamente na área calva.

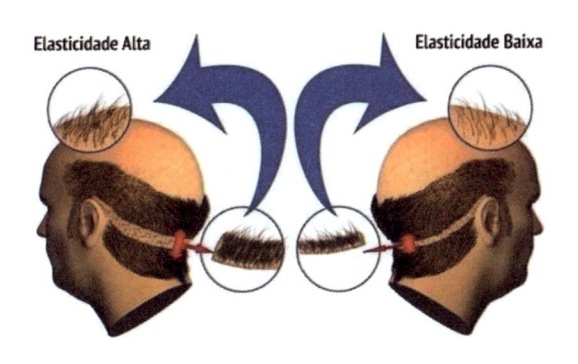

As cirurgias de transplante de cabelo FUT levam entre 4 e 8 horas, em geral menos tempo do que a técnica FUE. São realizadas anestesia local e sedação para o procedimento. Retirada a faixa, o cirurgião fecha o couro cabeludo com suturas.

Algumas complicações possíveis na técnica FUT são cicatrizes hipertróficas, edema, dor, dormência persistente da área da faixa e infecções. A cirurgia deixa uma cicatriz no local da retirada da faixa, a qual em geral fica escondida, embora possa ser visível caso se mantenha o cabelo curto.

TÉCNICA FUE

A técnica FUE é atualmente mais utilizada, por diversos motivos: tempo de cicatrização mais rápido; menos dor pós-operatória; cicatrizes invisíveis a olho nu; podem-se usar fios de outras partes do corpo. Hoje é possível transplantar a mesma quantidade ou até mais folículos do que a técnica FUT.

FUE é uma técnica cirúrgica que remove cabelos individuais ou unidades foliculares da região posterior não afetada pela calvície. Esse é um procedimento minimamente invasivo, que envolve pequenos instrumentos circulares chamados *punches*, para remover as unidades foliculares individuais da área doadora e reimplantar de volta no couro cabeludo, nas áreas calvas.

O transplante FUE em geral é procurado para o tratamento da alopecia androgenética e exige uma equipe grande e bem treinada para remover os folículos em quantidade adequada para uma boa cobertura. Essa técnica necessita que o cabelo seja raspado para o *punch* remover os folículos. A cirurgia é realizada com sedação oral ou endovenosa, e o paciente pode retornar para casa no mesmo dia, sem necessidade de internação.

Pequenas incisões circulares são feitas na parte de trás e laterais da cabeça para remover as unidades foliculares individuais, que contêm de 1 a 4 fios por unidade. Os enxertos são posteriormente extraídos com uma pequena ferramenta, semelhante a uma pinça, e colocados em solução isotônica para garantir que permaneçam em condições ideais para o transplante. O médico, então, cria pequenas incisões nas áreas designadas para desbaste. Os enxertos são colocados delicadamente nos locais de incisão, com as unidades contendo 1-2 fios de cabelo colocados na região da frente e as unidades com 3-4 fios de cabelo na parte superior e posterior da cabeça. Isso causa uma aparência natural.

Os fios retirados da área doadora não voltam a crescer, porém temos quantidade muito grande de fios nessa área. Se a retirada for realizada de maneira adequada, fica imperceptível.

Os fios na área doadora são muito sensíveis logo após a cirurgia e precisam ser cobertos por um curativo, que pode ficar na região por 1-3 dias, dependendo do caso. Após 2-3 dias, é normal o edema da face, devido à reação inflamatória causada pela retirada e implantação dos folículos, além do volume de soro fisiológico e anestesia usados. É normal, ainda, o paciente sentir coceira após 7 dias, em razão do processo de cicatrização. Formam-se crostas na base de cada folículo transplantado e nas áreas doadoras. Devido ao trauma cirúrgico, ocorre o *shedding* capilar de cerca de 90% dos fios no primeiro mês pós-cirurgia. Como os fios transplantados ficam muitas horas fora do corpo, durante a cirurgia entram em fase telógena, causando a queda.

Já existem técnicas capazes de combater esse *shedding*, reduzindo em 90% a queda inicial. Os fios voltam a crescer normalmente com 2-3 meses, e o resultado pode ser conferido com 12 meses. É normal desenvolver pequenas foliculites, devido ao crescimento angulado do novo fio de cabelo.

INDICAÇÕES DE TRANSPLANTE CAPILAR

Muitas vezes vemos o transplante capilar ser oferecido como a "solução definitiva" para a calvície, como algo que irá durar a vida inteira. Infelizmente essa afirmação não é verdade; o transplante capilar deve ser visto mais como um complemento do tratamento clínico.

Vimos que a área occipital (região da nuca) nos homens não têm receptores de DHT tão ávidos, logo não desenvolvem uma calvície tão importante; tal fato é determinado embriologicamente. É por isso que, quando é feita a cirurgia de transplante capilar pela técnica FUE, são retirados folículos dessa região. Acontece que, mesmo após a cirurgia de transplante capilar, os folículos não transplantados continuarão a sofrer os efeitos do DHT se não forem tratados. Em um primeiro momento, a cirurgia pode aumentar a densidade capilar; porém, com o afinamento dos fios, logo será necessário fazer mais um transplante capilar. Alguns homens não terão área doadora suficiente e ficarão com um transplante sem densidade e bastante artificial.

Os fios vulneráveis ao DHT continuaram o progresso da calvície até morrerem, e as cirurgias não foram capazes de garantir boa densidade. A área doadora foi totalmente depletada, e não foi possível realizar mais transplantes. Uma vez que os folículos estão mortos, não é possível realizar tratamento clínico, ou seja, esse caso não tem mais solução, nem com transplante nem com tratamento.

Para a realização de transplante capilar FUE, é necessário que o paciente tenha uma boa área doadora. Calvícies avançadas podem se beneficiar de tratamento clínico pré-transplante para aumentar o número de fios em cada unidade folicular. Tanto em homens como em mulheres, é importante certificar-se de que não haja nenhuma doença autoimune antes da realização de transplante capilar. Para isso, pode ser necessário fazer uma biópsia capilar e uso de tricoscopia.

TRANSPLANTE DE BARBA

No transplante de barba, a técnica de retirada de folículos é a mesma da técnica FUT ou FUE. Os folículos são inseridos na região da face sob anestesia local e sedação, respeitando o ângulo de crescimento. É comum haver edema da face por 2-3 dias, assim como o mesmo processo de *shedding* capilar após a cirurgia. Os fios crescem de maneira normal, seguindo o padrão da área doadora.

Em geral, os fios de cabelo transplantados ficam muito naturais, e é imperceptível a diferença em relação a um fio da barba.

Agora, vamos aprender o passo a passo da consulta de Tricologia. No começo, pode parecer muita informação desnecessária, mas com o desenvolvimento da sua prática você perceberá que algumas informações clínicas podem ser a chave para o diagnóstico e tratamento do cabelo. Muitas doenças e condições podem levar à queda de cabelo, por isso a consulta deve ser muito detalhada.

Por que é importante ter uma ficha de anamnese? O termo "anamnese" se origina da palavra grega *anamnésis*, que significa "recordação", "lembrança". A Tricologia é uma área bastante complexa e com muitos detalhes, por isso é importante anotar todos os dados do cliente. Além disso, os tratamentos são de longo prazo, podendo levar anos. Com o tempo e o aumento da clientela em seu consultório, torna-se fundamental ter todos os dados catalogados, para posterior conferência.

O ideal seria utilizar um sistema eletrônico de prontuário. Como o tratamento de Tricologia pode levar anos e até décadas, é muito importante não perder os dados, e um sistema eletrônico é muito mais seguro. Além disso, ter todas as informações em formato digital permite a recuperação delas de qualquer lugar, por meio de *backup*.

Nome?
Idade?
Sexo biológico ao nascimento. É preciso saber se o cliente nasceu no sexo masculino ou feminino, devido às alterações hormonais características que podem causar a queda de cabelo. Suplementação com hormônios masculinos podem levar à formação de DHT, agravando a queda.

Qual seu *e-mail*? É muito importante ter os dados de contato do cliente, para dar o seguimento no atendimento e não perder o contato.

Qual seu CPF? Ter o CPF cadastrado facilita na emissão de notas fiscais dos serviços realizados.

Profissão? Algumas profissões, que exigem uso de boné ou capacete, podem agravar a queda de cabelo. Além disso, pessoas que trabalham à noite ou em funções muito estressantes podem potencializar a calvície. Pessoas que trabalham com o cabelo muito preso ou amarrado podem desenvolver alopecia de tração em certos pontos do couro cabeludo.

Tabagismo? É preciso perguntar sobre *vape* e *narguilé*. O tabagismo causa vasoconstrição (redução do calibre dos vasos sanguíneos) do couro cabeludo, reduzindo o fluxo sanguíneo e gerando queda de cabelo. O cigarro contém substâncias altamente inflamatórias para a pele e o folículo, acelerando a calvície. A ligação irreversível de monóxido de carbono com a hemoglobina reduz o transporte de oxigênio, reduzindo a oxigenação. O tabagismo pode danificar o sistema imunológico, o que pode levar a doenças ou enfermidades que causam a queda. Um sistema imunológico deficiente também pode aumentar as chances de infecção bacteriana ou fúngica no couro cabeludo, o que pode impedir que seus folículos produzam cabelos saudáveis. Não é apenas inalar a fumaça do cigarro que pode prejudicar os folículos capilares. Quem fuma regularmente em casa ou no carro, com as janelas fechadas, pode estar criando alterações no couro cabeludo.

Consome bebida alcoólica? O álcool gera inflamação do couro cabeludo, podendo piorar doenças como dermatite seborreica, caspa e psoríase capilar. Alterações causadas pelo álcool podem piorar a síndrome do ovário policístico em mulheres e resistência à insulina. Beber muito álcool pode contribuir para deficiências ou má absorção de nutrientes essenciais como minerais e proteínas.

Estudos mostram que uma deficiência severa de proteína pode causar diversos problemas de pele, cabelo e unhas. Beber muito álcool regularmente pode afetar sua tireoide e o eixo hipotálamo-hipófise-tireoide. Também pode afetar interações hormonais responsáveis pela regulação de uma ampla variedade de processos no corpo que regulam o crescimento e a queda de cabelo.

Na verdade, alterações na tireoide, como hipo e hipertireoidismo grave ou de longa duração, podem causar queda e enfraquecimento do cabelo em todo o couro cabeludo. Também há uma ligação entre a abstinência do álcool e distúrbios da tireoide. Os pesquisadores explicam que o dano crônico do álcool à glândula tireoide pode ser o culpado nesses casos.

Uso de anticoncepcional? Contraceptivos injetáveis podem aumentar a queda de cabelo. Assim como o uso repetitivo de pílula do dia seguinte.

Doenças prévias? Doenças familiares?

Já usou algum hormônio, como gel de testosterona, hormônio injetável ou hormônio via oral (exemplo: oxandrolona)? O uso inadequado de hormônios pode aumentar a conversão de DHT, acelerando a calvície e a queda de cabelo.

Usa algum destes suplementos de academia: creatina, *tribulus terrestris*, pró-hormonal ou feno grego? Esses suplementos aumentam a queda de cabelo e devem ser evitados para um tratamento eficaz.

Tem alergia a algum medicamento? Se sim, quais?

Você já fez algum tratamento para queda de cabelo? Se sim, quais? Clientes com histórico de doença autoimune devem realizar tratamento com médico reumatologista.

Faz uso de algum tipo de medicamento? Se sim, quais? Exemplos: pressão alta, diabetes, tireoide, reposição hormonal etc. Alguns medicamentos impossibilitam o tratamento capilar.

Tem queda de pelos do corpo? A alopecia areata causa queda de pelos do corpo, o que não é normal. Por ser uma doença autoimune, deve ser tratada com acompanhamento com reumatologista.

Já fez transplante de cabelo ou barba? É preciso orientar que o transplante não é definitivo; mesmo com o transplante capilar é necessário realizar a manutenção dos fios não transplantados.

Como é a oleosidade do seu couro cabeludo? A oleosidade excessiva retém o hormônio DHT, o qual acelera a calvície. É fundamental manter o couro cabeludo limpo e livre de oleosidade.

Sente dor, coceira ou desconforto no couro cabeludo? Esses sinais podem indicar doença autoimune e, caso persistam com o tratamento, devem ser investigados.

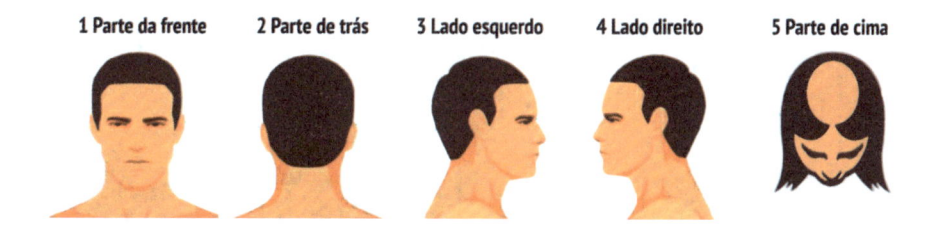

1 Parte da frente 2 Parte de trás 3 Lado esquerdo 4 Lado direito 5 Parte de cima

> O TRANSPLANTE CAPILAR DEVE SER VISTO MAIS COMO UM COMPLEMENTO DO TRATAMENTO CLÍNICO.

CAPÍTULO 8

TRATAMENTOS E PRODUTOS UTILIZADOS

Este capítulo não tem como intenção servir de propaganda de produtos; você, como tricologista, é livre para aviar uma receita, orientar compras em farmácias, importar produtos do exterior. Infelizmente o mercado brasileiro é carente de vários componentes e fórmulas, e os produtos Éclairé foram desenvolvidos com a última tecnologia mundial, para preencher essas lacunas. É importante que você entenda a função de cada um até para indicar produtos similares, caso seja da sua vontade.

UPILL MEN

PARA QUE SERVE?

O Upill funciona para a queda de cabelo causada por alopecia androgenética (calvície) em homens, prevenir a calvície mesmo que não seja aparente e fazer o cabelo crescer mais rápido, forte e saudável, mesmo sem calvície. Uso adulto, a partir dos 18 anos.

COMO FUNCIONA?

O Upill é eficaz porque atua verdadeiramente na origem do problema, agindo nos quatro pilares da calvície:
1. **Alterações hormonais:** regula naturalmente os hormônios nocivos, como DHT e cortisol.
2. **Carência nutricional:** fornece as vitaminas minerais e olipopeptídios-chaves para a nutrição capilar. Atua de maneira ainda mais poderosa nesse quesito, se juntamente com o Goodage.

3. **Inflamação crônica:** o intestino inflamado absorve menos vitaminas e cria linfócitos aberrantes que destroem os cabelos. Upill combate a inflamação gerada pelo estresse, principalmente se aliado ao 5 Billion Hair.
4. **Genética**: os genes podem ser ativados por exposição ambiental, e o Upill ajuda a manter os genes ruins desativados.

Trata-se de um componente que atua em todos os pilares da calvície masculina. A fórmula foi desenhada especificamente para o organismo masculino.

DÚVIDAS FREQUENTES

1. Eu já estou realizando um tratamento capilar. Mesmo assim, posso fazer o tratamento?

Sim. O tratamento aborda de forma natural nutrientes-chaves para o crescimento capilar e auxilia no tratamento que você já realiza.

2. Eu não tenho nenhuma experiência com tratamentos capilares. Mesmo assim, posso fazer o tratamento?

Sim. O Programa Éclairé de Restauração Capilar abrange todos os níveis de calvície e pacientes que nunca realizaram nenhum tratamento ou procedimento médico.

3. Já fiz transplante capilar. Preciso fazer tratamento?

Imagine que você tem uma banheira com vazamento; não adianta continuar enchendo de água, se o vazamento não for resolvido. Mesma coisa o transplante: se você não corrigir a causa do problema, somente o transplante não irá funcionar. Você precisa nutrir os seus próprios fios para que cresçam fortes e saudáveis.

4. Por que é importante tomar Upill Men estando bem alimentado?

A Fórmula Éclairé contém uma variedade de vitaminas para a saúde do cabelo e produtos botânicos terapêuticos solúveis em gordura. Isso significa que a melhor maneira para o seu corpo absorver ingredientes é com gorduras saudáveis, como abacate, nozes, manteiga, queijo, ovos e óleos, como azeite e coco.

5. Qual é a melhor hora do dia para tomar Upill Men?

Qualquer momento do dia é bom para tomar sua fórmula, desde que junto com alimentos, para a máxima absorção de seus ingredientes terapêuticos.

6. O que faz que os ingredientes nutracêuticos do Upill Men se destaquem?

Nem todos os ingredientes são criados iguais. Para melhor eficácia, nossos produtos nutracêuticos fitoativos são padronizados para conterem quantidades garantidas de fitonutrientes bioativos e testados quanto à eficácia e em estudos clínicos mostrando bioatividades específicas, além de benefícios para a saúde e melhorias no crescimento capilar. O Upill Men utiliza ingredientes nutracêuticos botânicos de alta qualidade, padronizados e clinicamente testados.

7. O Upill Men funcionará para o meu tipo de cabelo?

Sim! O Upill Men inclui nutrientes necessários para todos os tipos de cabelo e texturas (crespo, cacheado, ondulado, liso, encaracolado, grosso e fino), com o objetivo de melhorar a saúde do cabelo de dentro para fora.

8. O Upill Men é adequado para todos?

O Upill Men é adequado para todos os tipos de cabelo e etnias. Temos formulações projetadas exclusivamente para atender às necessidades diferenciadas de ambos os sexos. Você deve ter mais de 18 anos de idade para usar o Upill Men.

9. Qual é a diferença entre os princípios da Upill Men e Upill Femina?

Quando se trata de saúde do cabelo, homens e mulheres têm necessidades bioquímicas diferentes. Por exemplo, os homens podem produzir níveis mais elevados de DHT, enquanto as mulheres podem produzir menos. Graças a anos de pesquisa, o Upill Men é capaz de se ajustar a isso, calibrando a quantidade de nutracêuticos como bloqueador de DHT na fórmula masculina, para melhor direcionar esse alvo específico. Por outro lado, as mulheres muitas vezes precisam de mais apoio contra os efeitos nocivos do estresse, de modo que o Upill Femina é formulado com a adição de substâncias antioxidantes. Quando a mulher entra na menopausa, há um rápido declínio em certos hormônios, como estrogênio e progesterona, além da suscetibilidade aos efeitos do estresse oxidativo e testosterona. Nesse estágio, as mulheres precisam de apoio extra por meio de ingredientes que agem profundamente na origem do problema.

10. Como o Upill Men é diferente de outras vitaminas capilares?

A pesquisa mais recente sobre cabelo revela que a queda se deve a um acúmulo de causas: estresse (cortisol elevado), hormônios masculinos e femininos (DHT, estrogênio, progesterona), dano oxidativo, desregulação da sinalização imunológica e toxinas ambientais, bem como os processos naturais de envelhecimento. A conquista de cabelos saudáveis exige que você aborde esses problemas pela raiz, de maneira consistente e contínua. O princípio da fórmula do Upill Men utiliza ingredientes nutracêuticos botânicos especificamente selecionados, bio-otimizados por suas propriedades únicas e potentes. Eles foram clinicamente testados quanto à eficácia no crescimento do cabelo e no bem-estar geral de saúde. Vitaminas e minerais, como a biotina e o zinco, são importantes para manter os cabelos saudáveis, pois fornecem a nutrição necessária e servem como coenzimas na mecânica da produção de cabelos. No entanto, por si só, eles simplesmente não são suficientes. Pense nisso como regar uma planta em solo pobre. Não importa o quanto você rega, se as raízes estiverem em um solo ruim. O mesmo acontece com o folículo: se você não abordar a origem do problema, é improvável que o folículo absorva e use o nutriente. Portanto, antes de fornecer os nutrientes, você precisa tratar a origem do problema. Podemos imaginar a calvície como uma floresta que está pegando fogo. Não adianta fornecer adubo e nutrientes se não apagar o incêndio primeiro.

11. Que tipo de resultados posso esperar com o Upill Men?

A escolha de assumir o controle de sua saúde capilar já é uma grande conquista. Parabéns por tomar a decisão de manter o seu cabelo saudável, independentemente do estágio ou idade; você já está no caminho para o sucesso no cuidado com seu cabelo.

Os resultados são diferentes. Geralmente, quando alguém começa sua jornada com Upill Men, começa a ver alguns resultados a partir do segundo ou terceiro mês. Mas vamos ser honestos – paciência, assim como cabelo, é algo que todos nós desejamos ter mais. O crescimento do cabelo leva tempo. É um processo complicado. Mas há coisas que podemos fazer para dar o pontapé inicial na ação. Não há pílula mágica aqui, apenas uma ótima maneira de nutrir as raízes do folículo para que ele cresça forte e saudável. Assim como um arranha-céu necessita de uma fundação forte o cabelo necessita de uma raiz saudável para crescer.

Consistência é fundamental. Se você tomar Upill Men diariamente por 6 meses, aqui está um resumo do que você provavelmente vai experimentar:

Mês 1-3: prepare o terreno para o crescimento. Os nutrientes botânicos estão trabalhando para equilibrar seu sistema e direcionar os fatores que afetam seu cabelo. Esse período serve para "apagar o incêndio".

Mês 3-6: comece a verificar um crescimento saudável dos cabelos.

Mês 7+: permaneça comprometido. Continue crescendo.

O comprometimento tem suas recompensas. Nossos ingredientes têm mostrado resultados que promovem o crescimento do cabelo, mais brilho, melhor textura, cabelo mais forte e maior volume. Muitas pessoas nos dizem que experimentam um sono melhor, menos estresse e uma melhora na pele também – algo que chamamos de benefícios secundários. Não é somente um tratamento capilar, mas sim um tratamento de saúde, com a consequência de crescer cabelo. Os cabelos são indicadores da sua saúde geral; se eles estão caindo, algo está errado.

12. Que tipo de expectativa é realista em calvície avançada?

Tudo começa com a abordagem da saúde geral do seu couro cabeludo, visando a vários fatores que causam queda, como estresse, cortisol, desequilíbrios hormonais e muito mais. Desde que você tome sua fórmula todos os dias, os resultados que irá experimentar dependerão em grande parte do estado geral de seus folículos. Quando somos jovens, nossos folículos são saudáveis e podem conter vários pelos, mas à medida que envelhecemos nossos folículos envelhecem conosco. Eles ficam menores e mais finos e encolhem com cada ciclo de cabelo. Logo pode haver um cabelo e, em seguida, nenhum. Nesse ponto, alguns dos folículos são substituídos por tecido brilhante da pele e não são mais viáveis. Mas não tenha medo, há esperança para os outros – aqueles que estão. O Upill Men devolve o crescimento do cabelo, sempre que possível, apoiando um ambiente de crescimento saudável em geral. Isso significa que a intervenção o mais cedo possível, com a nutrição que sustenta o crescimento, é ideal. Muitas pessoas acham que não têm mais folículos, as "sementes de cabelo", mas quando olhamos no microscópio com 1.000x de aumento descobrimos que há muito mais cabelos do que imaginamos. Não desista!

13. E se eu não tiver queda de cabelo, mas quiser que ele seja mais saudável, mais forte e mais brilhante?

Os ingredientes naturais das fórmulas de Upill Men funcionam para alcançar um melhor equilíbrio através das suas propriedades antioxidantes e antiestresse. Muitos homens que ainda não têm cabelos ralos optam por tomar Upill Men para um crescimento mais saudável. Os ingredientes demonstraram clinicamente melhorar o crescimento e a qualidade do cabelo. Quem não gostaria de ter cabelos mais fortes e saudáveis?

14. Quando não é possível restaurar o cabelo?

Por mais que gostaríamos de poder dizer que podemos ajudar em todas as condições de crescimento capilar, alguns graus de queda de cabelo não respondem a tratamentos. Como os folículos pilosos encolhem, eles podem se tornar tão pequenos que acabam ficando cobertos com tecido fibrótico. Normalmente, nesse ponto, a pele é visível e tem uma aparência brilhante. Nesses casos, é provável que esses folículos não sejam recuperados. Ainda assim, Upill Men é formulado com ingredientes para ajudar a combater o processo de encolhimento de folículos, como o DHT, então você provavelmente verá melhorias no cabelo que resta. Mesmo que deseje realizar um transplante capilar, Upill Men irá nutrir os fios da área doadora e receptora, dando muito mais resultado na sua cirurgia!

15. Por que esses produtos são melhores que outros suplementos no mercado?

Os suplementos de Upill Men são formulados por médicos com referência mundial em Tricologia, além de potentes nutracêuticos derivados de plantas, clinicamente testados para uma ótima eficácia. Usamos ingredientes padronizados de alta qualidade, respaldados por estudos científicos publicados.

16. Existem outros benefícios positivos e saudáveis relatados com o uso de Upill Men?

Sim! Upill Men mostrou produzir muitos outros efeitos positivos, incluindo melhor humor, estresse reduzido, melhor sono e, às vezes, até melhora da pele (ingredientes que apoiam o desenvolvimento de cabelo também são usados pelo corpo para produzir pele). Muitos de nossos clientes relatam esses benefícios e muito mais. Muitas mulheres também relatam crescimento das unhas, significativamente mais rápido e mais forte também. Em nossa fórmula adicionamos ingredientes para melhorar a libido, o humor e a energia.

17. Upill Men faz crescer pelos indesejados em outras partes do meu corpo?

Não! Pesquisas mostram que altos níveis do hormônio DHT podem encolher os folículos do couro cabeludo tanto em homens quanto em mulheres, causando uma redução no crescimento do cabelo. Mas o excesso de DHT pode causar o efeito oposto no rosto e no corpo, sinalizando o crescimento do cabelo em áreas onde você pode não querer. Um dos principais ingredientes da fórmula demonstrou reduzir a atividade da DHT, o que significa que o único cabelo para o qual você estará promovendo o crescimento é exatamente onde ele deve se situar: em seu couro cabeludo.

18. Glúten? Aditivos? Soja? Marisco? Alérgenos alimentares? Lactose?

As formulações Éclairé são livres de muitos alérgenos comuns. Nossos suplementos são feitos com cápsulas com proteção gástrica. Eles não contêm soja, ovos, laticínios, glúten, leite, amendoim, marisco, nozes, trigo, fermento, sabores artificiais ou cores artificiais. Se você tem alergias graves, leia atentamente a lista de ingredientes. Por favor, interrompa o uso se sentir algum efeito adverso. Consulte o seu médico.

19. Como o estresse afeta negativamente o ciclo de crescimento do cabelo?

Os efeitos negativos do estresse estão bem documentados, mas aqui está como isso afeta o seu cabelo: quando estamos estressados, o corpo agrupa seus recursos naturais de defesa longe dos órgãos que são tecnicamente não essenciais àqueles considerados vitais para a sobrevivência, como o coração e os pulmões. E, embora possamos considerar nosso cabelo importante, o corpo não necessariamente concorda, e nossos folículos são "deixados de lado". É quando as glândulas suprarrenais entram em ação e começam a bombear um hormônio chamado cortisol. Altos níveis de cortisol não só comprometem os folículos, mas também interrompem outros fatores importantes, como os hormônios da tireoide, estrogênio e progesterona, essenciais para o crescimento do cabelo. No folículo, níveis elevados de cortisol podem gerar moléculas sinalizadoras que interrompem o ciclo de crescimento capilar, enviando o sinal para o folículo entrar na fase de regressão e cessar a produção de cabelo. Tudo isso eventualmente leva a danos oxidativos e aumento de moléculas de citocinas que acarretam cabelos não saudáveis. Os adaptógenos do estresse contidos nas fórmulas de Upill têm se mostrado, em estudos clínicos, úteis em reequilibrar os níveis elevados de cortisol em adultos com estresse crônico.

20. Depois de ver os resultados, devo continuar a tomar a fórmula?

Sim! Resultados positivos significam que está funcionando, e a consistência é importante para continuar tendo esses resultados. A menos que você, de alguma forma, tenha descoberto uma forma mágica de evitar os fatores desencadeantes da saúde capilar comprometida (hormônios, envelhecimento, dieta, exposição ambiental, estresse etc.), seu corpo precisa do apoio adicional dos ingredientes de sua fórmula em uma base contínua. Aí que você entra com a fórmula Upill Balance Men para manutenção, que passa inclusive a ser mais barata.

21. Por que é importante tomar minha fórmula com comida?

Upill Men contém uma variedade de vitaminas para a saúde do cabelo e produtos botânicos terapêuticos que são solúveis em gordura. Isso significa que a melhor maneira de o seu corpo absorver ingredientes é com gorduras saudáveis, como abacates, nozes, manteigas, queijo, ovos e óleos, tais como azeite e coco.

22. Qual é a melhor hora do dia para tomar Upill Men?

Qualquer momento do dia é bom para tomar sua fórmula, desde que o faça com alimentos para a máxima absorção de seus ingredientes terapêuticos. Sugerimos que seja fracionado em café da manhã, almoço e jantar.

23. E se eu me esquecer de tomar alguns dias?

Faltar um dia ou dois não tem problema, mas disciplina é importante. Inquestionavelmente, a saúde do seu cabelo está relacionada a combater as condições adversas, como danos causados pelos radicais livres e estresse que levam à queda. É por isso que é crucial manter seus folículos saudáveis com um fluxo contínuo de nutrição. Isso significa um compromisso diário com Upill Men por pelo menos 6 meses, para otimizar os benefícios.

MODO DE USAR

Tomar 1 dose (= 4 cápsulas) ao dia com o estômago cheio. Evite tomar muitas cápsulas pela manhã, pois o estômago pode estar sensível. Você poderá fracionar em refeições diferentes, desde que tome 1 dose ao dia.

Exemplo 1: você pode tomar 1 cápsula no almoço, 1 cápsula no café da tarde e 2 cápsulas no jantar.

Exemplo 2: você pode tomar 2 cápsulas no almoço e 2 cápsulas no jantar.

Exemplo 3: você pode tomar 4 cápsulas no almoço.

Exemplo 4: você pode tomar 4 cápsulas no jantar.

Por que tantas cápsulas?

Todas as vitaminas, minerais e fitoterápicos presentes em Upill Men não cabem somente em uma cápsula. Se você tivesse de tomar todos os componentes separadamente, seriam mais de 12 cápsulas! Todas foram compiladas em 4 cápsulas.

UPILL FEMINA

Completa as necessidades nutricionais e fisiológicas dos quatro pilares da calvície e queda de cabelo em mulheres.

Alguns dos componentes presentes:

Zinco: é um mineral vital para o corpo e desempenha mais de 300 funções metabólicas, incluindo reprodução celular, utilização de proteínas e manutenção do equilíbrio hormonal. É essencial para o processo de síntese envolvido na criação e uso de colágeno e também é um poderoso antioxidante.

Biotina: vitamina essencial do complexo B solúvel em água, é um dos blocos de construção de cabelos saudáveis necessário para metabolizar ácidos graxos e aminoácidos. Níveis ideais de biotina ajudam a fortalecer o cabelo, bem como combater a secura, quebra e queda capilar.

Saw Palmetto: é extraído com tecnologia para manter a sua estabilidade e ação. É demonstrado clinicamente que ele ajuda a impedir a conversão de testosterona em DHT, hormônio que ocorre naturalmente no corpo, encolhendo os folículos capilares.

Ácido fólico: é o principal responsável pelo crescimento celular saudável. O cabelo cresce constantemente e tem metabolismo extremamente elevado, necessitando de grandes quantidades de ácido fólico. Além disso, ajuda a manter os glóbulos vermelhos saudáveis, bombeando mais oxigênio para o folículo capilar. Estudos sugerem que o ácido fólico pode prevenir o desenvolvimento de cabelos brancos.

Blend de fitoterápicos Éclairé: suprimem as necessidades nutricionais e fisiológicas dos quatro pilares da calvície: alterações hormonais, carências nutricionais, inflamação crônica e genética. A natureza encontra a ciência com todos os ingredientes, agregando valor nutricional e apoiando a absorção e síntese de nutrientes.

MODO DE USAR

Tomar 1 dose (= 3 cápsulas) ao dia com o estômago cheio. Você pode fracionar em refeições diferentes, desde que tome 1 dose ao dia.

FACTOR HAIR

Tônico capilar sem minoxidil, que fornece sinalizadores naturais para o crescimento capilar. Indicado para pessoas que têm alergia ao minoxidil ou que já o usam e querem acelerar o crescimento do cabelo.

FATORES DE CRESCIMENTO

Os fatores de crescimento para cabelos são alternativas poderosas "não medicamentosas" para o tratamento da queda de cabelo e envelhecimento capilar. Após apenas 8 semanas de tratamento, os pacientes percebem cabelos mais espessos e escuros. Além disso, pode-se perceber o aparecimento de cabelos que eram grisalhos voltar à sua cor original, pois os fatores de crescimento estimulam os folículos capilares a produzirem melanina.

Formulado com a mais alta concentração dos exclusivos fatores de crescimento capilar, este produto não oleoso, leve e com ótima performance é adequado para uso diário, mesmo em couro cabeludo sensível. Factor Hair não deixa o cabelo "grudento" ou o couro cabeludo irritado como minoxidil!

Fatores de crescimento são substâncias naturais que o próprio corpo produz para enviar sinais para o cabelo crescer. Como seu cabelo está fraco, seu corpo produz poucos fatores de crescimento. Factor Hair é um produto que irá fornecer esses sinalizadores para o crescimento capilar.

Você pode usá-lo a qualquer hora do dia. Também pode usar outras soluções, como minoxidil, pois ele não obstrui os folículos para absorver outros tratamentos tópicos.

MODO DE USAR

Aplicar de 15 a 20 gotas no couro cabeludo seco, com massagem suave por 30 segundos.

HAIRED-X

Tônico com minoxidil e associações para acelerar o crescimento capilar. A eficácia do minoxidil que você já conhece, que, aliado a ativos exclusivos, traz muito mais resultados!

Você que já teve resultados com minoxidil, mas ainda percebe que alguns fios não conseguiram se desenvolver, ainda fracos e finos, saiba que há uma solução! Direto dos laboratórios Éclairé para a sua casa, trazemos o Haired-X, que combina a eficácia consagrada do minoxidil com ativos como auxina tricógena e Follicusan. Por que usar apenas minoxidil quando você pode ter um blend muito mais eficaz?

Haired-X é o primeiro tônico de crescimento capilar à base de minoxidil, desenvolvido por um médico tricologista referência internacional no estudo dos cabelos. O Dr. Lucas Fustinoni é um dos maiores e mais conhecidos especialistas em cabelos (tricologista) do Brasil que se destacou por produzir conteúdo sobre doenças capilares e que é compartilhado por milhões de brasileiros nas redes sociais.

A auxina tricógena, um extrato hidroalcoólico vegetal da Tussilago farfara, Achillea millefolium L. e Cinchona officinalis, atua sinergicamente no estímulo e na nutrição natural e fisiológica do bulbo capilar, favorecendo a melhora da raiz dos cabelos.

TINTURA DE JABORANDI

A pilocarpina existente no jaborandi é um agente parassimpaticomimético, que estimula as glândulas salivares, lacrimais, gástricas, pancreáticas e intestinais. Tem ação miótica, estimulando a proliferação capilar. Os folículos capilares são uma das estruturas celulares que mais se replicam no corpo humano, por isso o aumento da atividade mitótica é tão importante. A pilocarpina apresenta ação estimulante celular e tônica, quando usada em fricções locais, e ajuda a interromper a queda, além de melhorar o brilho.

Haired-X controla a secreção sebácea no couro cabeludo, prevenindo a formação da caspa e o engorduramento acelerado dos fios (efeito rebote). Se você sofre com cabelos oleosos, experimente o xampu Greasy Block, que combate a oleosidade diretamente de dentro da glândula sebácea.

Para resultados mais expressivos, combine Haired-X com Upill!

MODO DE USAR

Aplicar 15-20 gotas no couro cabeludo seco, com massagem suave por 30 segundos.

SHAMPOO THRICOS

Estimula o crescimento capilar, com alta concentração de cafeína e fatores de crescimento.

Os fatores de crescimento para cabelos são alternativas poderosas "não medicamentosas" para o tratamento da queda de cabelo e o envelhecimento capilar. Fatores de crescimento também estimulam o crescimento capilar acelerado.

Fatores de crescimento são substâncias naturais que o próprio corpo produz para enviar sinais para o cabelo crescer. Como seu cabelo está fraco, seu corpo produz poucos fatores de crescimento.

Thricos é um produto que irá fornecer esses sinalizadores para o crescimento capilar.

Formulado com a mais alta concentração dos exclusivos fatores de crescimento capilar, esse produto é adequado para uso diário.

Os peptídios de cobre aumentam o tamanho do folículo piloso, o que significa fios mais espessos. Outro benefício é que eles estimulam o fluxo sanguíneo para todas as áreas afetadas do couro cabeludo. Em nossa juventude, quando tínhamos cabelos grossos, o fluxo sanguíneo para o couro cabeludo era substancial e dava aos folículos o oxigênio e os nutrientes necessários para nutrir o cabelo. Com o tempo, nosso fluxo sanguíneo diminui, o que contribui para a perda de cabelo e redução do crescimento da barba. Com os peptídios de cobre, podemos retomar o crescimento de fios, estimulando os vasos sanguíneos sob o couro cabeludo para apoiar os folículos e trazer a circulação sanguínea saudável de volta ao couro cabeludo e à barba.

Os peptídios de cobre prolongam o "ciclo de crescimento" dos fios. Os fios estão sempre em um dos três ciclos de crescimento capilar: anágeno (fase de crescimento), catágeno (fase de transição) ou telógeno (fase de repouso). A fase anágena ou de "crescimento" do cabelo em geral dura entre 3 e 5 anos, e esse é o estado em que a maioria dos nossos cabelos se encontra a qualquer momento.

Os peptídios de cobre provaram prolongar a vida da fase de crescimento. Isso significa que eles não apenas desencadeiam a fase anágena, mas também a estendem. Enriquecido com peptídios de cobre, o Shampoo Thricos aciona a fase anágena ou "fase de crescimento" dos folículos capilares, fazendo que eles cresçam onde pararam, resultando em um novo crescimento, mais forte e duradouro do que nunca.

PANTENOL

O pantenol está presente em todas as células vivas, o que o torna o ingrediente perfeito para os cabelos:
- **Penetrante:** quando o pantenol é aplicado, resulta em uma conversão em ácido pantotênico; esse ácido é prontamente absorvido, penetrando profundamente nas camadas inferiores de queratina;
- **Hidratante:** o ácido pantotênico funciona como umectante ao infundir água nas camadas de queratina do cabelo, retendo a umidade no interior dos fios;
- **Hidratante:** pesquisas clínicas descobriram que esse ácido é extremamente hidratante e, quando usado regularmente por um período de 4 semanas ou mais, assume um papel anti-inflamatório do couro cabeludo.

CAFEÍNA

A cafeína tem a capacidade de interagir com os folículos capilares, ajudando a orientar o comportamento deles e a regular o crescimento capilar. Um estudo publicado no International Journal of

Dermatology, em 2007, descobriu que a cafeína estimula os folículos capilares cultivados em laboratório, aumentando o crescimento capilar. Como resultado, a cafeína ajuda a restaurar o crescimento do cabelo e impedir a queda.

Um estudo in vitro da Universidade de Lübeck, na Alemanha, estudou amostras de pacientes que sofrem de alopecia androgenética, forma comum de perda de cabelo entre homens e mulheres. As amostras foram cultivadas com diferentes concentrações de testosterona e/ou cafeína por um período de 120 a 192 horas. Fischer, Hipler e Elsner, os principais cientistas do estudo, fizeram as biópsias de folículos capilares de 14 pacientes do sexo masculino, com idades entre 20 e 45 anos. Cada paciente estava em vários estágios de perda de cabelo. Em primeiro lugar, trataram folículos capilares cultivados com vários níveis de testosterona, o que, sem surpresa, resultou em lentidão no crescimento capilar. E depois trataram os mesmos folículos capilares com vários níveis de cafeína, contra um grupo controle (placebo).

Os resultados desse experimento mostraram que não apenas a cafeína cancelou os efeitos negativos da testosterona no crescimento do cabelo, mas também a cafeína sozinha, quando aplicada a um folículo piloso não pré-tratado com testosterona, ocasionou melhora no crescimento do cabelo.

Nesse estudo, o tratamento com cafeína enriquecida de Shampoo Thricos demonstrou:
- Alongamento aprimorado do eixo do cabelo, ou seja, aumento da espessura da raiz do cabelo;
- Duração prolongada do período anágeno, ou seja, aumento do estágio de crescimento capilar;
- A proliferação de queratinócitos da matriz capilar aumentada, isto é, produziu mais queratina, componente estrutural essencial do cabelo humano.

O que é mais surpreendente é que, após um período de 120 a 192 horas, os folículos capilares tratados com cafeína continuam a mostrar um crescimento mais rápido do que aqueles não tratados com cafeína! Em vez de passar pelo trato digestivo e afetar os neurotransmissores e a pressão sanguínea e potencialmente causar outros efeitos nocivos e viciantes em nosso corpo, nesse estudo a cafeína foi aplicada topicamente, o que estimulou o folículo piloso diretamente e ajudou na perda e no crescimento capilar.

Os cientistas estimam que precisamos de uma quantidade equivalente a 50 a 60 xícaras de café para produzir resultados visíveis no crescimento do cabelo – a quantidade é insegura, insana e não é o que você deve fazer. Seria extremamente prejudicial ao seu corpo e o colocaria em risco de um ataque cardíaco. O café consumido por via oral também é conhecido por ser viciante: se tomar mais de duas xícaras por dia, poderá desenvolver dependência e sentir dores de cabeça, ansiedade ou até depressão. Em poucas palavras, beber 50-60 xícaras de café não é o que você deve fazer para deixar seu cabelo crescer.

Seus folículos capilares podem absorver a cafeína diretamente por meio da aplicação tópica de Shampoo Thricos enriquecido com cafeína, de acordo com estudo publicado na Skin Pharmacology and Physiology em 2007. Isso expõe seus folículos capilares a uma alta dose de cafeína, sem causar os efeitos colaterais que podem ocorrer devido à ingestão.

MODO DE USAR

Lavar todos os dias da semana. Deixar agir por 5 minutos e depois enxaguar abundantemente com água morna ou fria (a água quente estimula a glândula sebácea a produzir sebo e a oleosidade, piorando a queda de cabelo). Muito importante combinar Shampoo Thricos com Upill, Factor Hair e Goodage para melhores resultados!

REFERÊNCIAS

1. Fischer TW, Hipler UC, Elsner P. Effect of caffeine and testosterone on the proliferation of human hair follicles in vitro. International Journal of Dermatology. 2007;46:27-35.
2. Hebbar SA, Mitra AK, George KC, Verma N C. Caffeine ameliorates radiation-induced skin reactions in mice but does not influence tumour radiation response. Journal of Radiological Protection. 2002;22(1):63-9.
3. Otberg N, Teichmann A, Rasuljev U, Sinkgraven R, Sterry W, Lademann J. Follicular penetration of topically applied caffeine

via a shampoo formulation. Skin Pharmacology and Physiology. 2007;20(4):195-8.

GREASY BLOCK

Com atuação profunda nos poros, remove a oleosidade dos cabelos de dentro para fora, combatendo a queda de cabelo e a calvície. Oleosidade excessiva não é um problema de higiene ou falta de lavagem do couro cabeludo, mas sim um distúrbio da glândula sebácea. Certas pessoas apresentam uma função muito elevada dessa glândula, produzindo sebo e oleosidade. Isso pode acontecer por distúrbios hormonais, genética, calor excessivo, estresse, alimentação inadequada, entre outros motivos. Ao contrário da maioria dos ingredientes dos xampus comuns, Greasy Block atua profundamente nos poros, evitando o acúmulo de óleo e ajudando a desobstruir os folículos capilares. Tratamentos tópicos como minoxidil não são eficazes caso o poro esteja obstruído com sebo. Nosso corpo usa as glândulas sebáceas e sudoríparas da pele e do couro cabeludo para expelir toxinas, e, se essa oleosidade se acumular, concentra todas as toxinas e aumenta a concentração de DHT.

Dermatite seborreica (caspa): pode estar associada a um crescimento excessivo de Malassezia, fungo que está naturalmente presente na pele. Greasy Block contém cetoconazol, que pode ajudar a tratar a caspa, reduzindo o fungo e a inflamação.

Queda de cabelo e calvície: embora o cetoconazol seja usado com maior frequência por suas propriedades antifúngicas no tratamento de infecções ou condições como dermatite seborreica, evidências científicas indicam que ele também pode ajudar a promover o crescimento do cabelo ou reduzir a perda. Um estudo composto por pessoas com alopecia descobriu que o cetoconazol pode melhorar o crescimento do cabelo. Isso acontece devido ao bloqueio da enzima 5-alfarredutase, que produz o DHT. Além disso, Greasy Block reduz a inflamação do couro cabeludo, deixando um ambiente mais saudável para o crescimento capilar.

Greasy Block contém ácido salicílico, que funciona removendo com eficácia a epiderme, ou camada externa da pele. Removendo suavemente a camada mais externa da pele, o ácido salicílico evita que irritações como espinhas, infecções por fungos e caspa se desenvolvam. De caspa a cabelos com coceira, muitas das condições mais comuns do couro cabeludo pioram quando a pele morta se acumula no couro cabeludo.

Você pode pensar no ácido salicílico como uma ferramenta para destruir a pele morta e irritada, facilitando a lavagem quando toma banho. A estrutura química exclusiva desse ácido o torna um dos ingredientes mais eficazes para penetrar no couro cabeludo e limpar a pele. Ao contrário da maioria dos ingredientes dos xampus comuns, o ácido salicílico pode entrar e limpar os poros profundamente, evitando o acúmulo de óleo e ajudando a desobstruir os folículos capilares. Isso pode significar um crescimento mais saudável do cabelo e menos problemas de pele, como dermatite seborreica ou caspa.

MODO DE USAR

Lavar 3 vezes por semana. Deixar agir por 5 minutos e depois enxaguar abundantemente com água morna ou fria a (água quente estimula a glândula sebácea a produzir sebo e a oleosidade, piorando o problema). Pode usar outro xampu após o uso ou nos dias em que não usar Greasy Block.

UPILL BALANCE FEMINA

A combinação natural mais potente do mercado mundial, compilada em um único produto: Upill Balance Femina. Contém 100% de produtos naturais para reverter a calvície e queda de cabelo, de acordo com os estudos científicos das maiores universidades do mundo.

Upill Balance tem como função fazer a manutenção de pessoas que usaram Upill Femina por 6 meses e desejam manter o excelente resultado. Infelizmente, a calvície/queda de cabelo é uma doença que não tem cura, por isso é muito importante fazer sempre essa manutenção. Upill Balance também é indicado para casos iniciais de queda de cabelo.

Tem 40% de potência do Upill Femina. Se você tem calvície avançada/muita queda, deve usar Upill Femina. Todos os ativos de Upill

Balance foram selecionados para trazerem efeitos sinérgicos, ou seja, agem conjuntamente, proporcionando muito mais benefícios!

INOSITOL

O inositol, às vezes chamado de vitamina B8, está presente naturalmente em alimentos como frutas, feijões, grãos e nozes. Seu corpo também pode produzir inositol a partir dos carboidratos que você ingere. No entanto, pesquisas sugerem que o inositol da dieta é insuficiente, principalmente em mulheres que sofrem com síndrome do ovário policístico ou desejam engravidar.

Estudos clínicos demonstram que inositol e ácido fólico ajudam a reduzir os níveis de triglicerídeos no sangue. Eles também melhoram a função da insulina e diminuem a pressão arterial em mulheres com síndrome do ovário policístico.

Além disso, pesquisas preliminares descobriram que a combinação de inositol e ácido fólico pode promover a ovulação em mulheres com problemas de fertilidade por síndrome do ovário policístico.

Em um estudo com inositol e ácido fólico tomados diariamente por 3 meses, induziram a ovulação em 62% das mulheres tratadas. Isso sem usar medicamentos, ou seja, induziram naturalmente a ovulação, sem mexer com o delicado equilíbrio hormonal.

Além de melhorar a fertilidade, o inositol reduz a chance de diabetes na gravidez, o que leva a uma série de complicações.

Algumas mulheres experimentam alto nível de açúcar no sangue durante a gravidez, condição conhecida como diabetes gestacional, o que complica até 10% das gestações anualmente. Ou seja, algumas mulheres com síndrome do ovário policístico até conseguem engravidar se usam drogas indutoras de ovulação, porém as consequências de buscarem esse "atalho" podem ser drásticas.

Em estudo, o inositol está diretamente relacionado à função da insulina, hormônio que regula os níveis de açúcar no sangue. Alguns estudos sugerem que uma combinação de inositol e ácido fólico pode ser útil na prevenção do diabetes quando administrada diariamente durante a gravidez.

CAVALINHA (EQUISETUM ARVENSE)

A cavalinha contém altos níveis de sílica (ou dióxido de silício), um dos elementos mais comuns e importantes do planeta. O elemento contém ácido silícico, que aumenta a resistência à tração e a espessura do cabelo, além de reduzir a fragilidade, de acordo com um estudo de 2005 no Archives of Dermatological Research.

A sílica é um composto que fortalece as unhas e os cabelos. A planta cavalinha também é conhecida por melhorar a circulação sanguínea, o que leva a folículos capilares saudáveis. Portanto, também é adequada para homens e mulheres que lutam contra a calvície.

Segundo artigos científicos das sociedades internacionais de Tricologia, os ativos presentes em Upill Balance são os mais eficazes para combater a calvície inicial ou realizar a manutenção após 6 meses de Upill Femina.

MODO DE USAR

Tomar 1 dose (= 4 cápsulas) ao dia com o estômago cheio. Evitar tomar muitas cápsulas pela manhã, pois o estômago pode estar sensível. Você pode fracionar em refeições diferentes, desde que tome 1 dose ao dia.

Exemplo 1: tomar 1 cápsula no almoço, 1 cápsula no café da tarde e 2 cápsulas no jantar.

Exemplo 2: tomar 2 cápsulas no almoço e depois 2 cápsulas no jantar.

Exemplo 3: tomar 4 cápsulas no almoço.

Exemplo 4: tomar 4 cápsulas no jantar.

MELATONPOWER

MelatonPower combina melatonina e cinco fitoterápicos em uma fórmula exclusiva, sendo o componente natural mais potente do mercado para um sono reparador. Conheça os componentes:

MELATONINA

Os níveis de melatonina começam a subir quando está escuro lá fora, sinalizando ao seu corpo que é hora de dormir. Também se ligam aos receptores do corpo e pode ajudar a relaxar. Por exemplo, a melatonina se liga aos receptores no cérebro para ajudar a reduzir a atividade nervosa. Nos olhos, pode ajudar a reduzir os níveis de dopamina, hormônio que nos ajuda a ficarmos acordados.

Em uma análise de 19 estudos sobre pessoas com distúrbios do sono, os cientistas descobriram que a melatonina ajudou a reduzir o tempo necessário para adormecer em uma média de 7 minutos. Em muitos desses estudos, as pessoas também relataram qualidade de sono significativamente melhor.

O hormônio do crescimento humano é liberado naturalmente durante o sono. Em homens jovens saudáveis, tomar melatonina pode ajudar a aumentar os níveis desse hormônio. Estudos demonstraram ainda que a melatonina pode tornar a hipófise, o órgão que libera o hormônio do crescimento, mais sensível a este.

A melatonina causa ainda um aumento de ciclos REM (rapid eye movement) durante o sono, trazendo muito mais energia no dia seguinte.

PASSIFLORA INCARNATA

Estudos iniciais sugerem que a Passiflora pode ajudar a aliviar a insônia e a ansiedade. Parece aumentar o nível de ácido gama-aminobutírico (GABA) no cérebro. Esse composto reduz a atividade cerebral, o que pode ajudá-lo(a) a relaxar e dormir melhor.

Em um estudo publicado (A double-blind, placebo-controlled investigation of the effects of Passiflora incarnata herbal tea on subjective sleep quality), os participantes bebiam uma dose diária de chá de maracujá . Após 7 dias, eles relataram melhorias na qualidade do sono. Os pesquisadores sugerem que o maracujá pode ajudar os adultos a controlar irregularidades no sono.

Alguns ensaios sugerem ainda que o maracujá pode aliviar a ansiedade. Um estudo (Preoperative oral Passiflora incarnata reduces anxiety in ambulatory surgery patients: a double-blind, placebo-controlled study) mostrou seus efeitos em pacientes agendados para cirurgia. Os que o consumiram relataram menos ansiedade do que aqueles que receberam placebo.

Vários estudos clínicos mostram que a Passiflora tem efeitos calmantes (ansiolíticos). Em um ensaio clínico, os pesquisadores descobriram que P. incarnata teve resultados semelhantes aos medicamentos contra a ansiedade em camundongos. Um estudo clínico de 2016, por sua vez, descobriu que o maracujá diminuiu a ansiedade e melhorou a memória em ratos. Esses efeitos podem ser causados por P. incarnata afetando os níveis de GABA.

Algumas evidências indicam que o maracujá ajuda as pessoas a dormir. Pesquisas realizadas em 2017 em camundongos sugerem que P. incarnata tem efeito positivo nos padrões de sono.

Um estudo em ratos descobriu que P. incarnata aumentou significativamente o sono de ondas lentas (profundas) e ajudou esses animais a adormecerem mais rapidamente.

VALERIANA

Valeriana, também conhecida como Valeriana officinalis, é uma planta nativa da Europa e da Ásia. A raiz da planta há muito tempo é usada como remédio herbal para tratar a insônia. O uso da raiz de valeriana remonta aos impérios grego e romano e foi observado por Hipócrates no tratamento de dores de cabeça, nervosismo, tremores e palpitações cardíacas.

A valeriana contém uma substância conhecida como ácido valerênico, que, acredita-se, afeta os receptores de GABA no cérebro. Um dos objetivos do GABA seria controlar o medo ou a ansiedade experimentada quando as células nervosas são superexcitadas.

Uma metanálise de 16 estudos e 1.093 pessoas constatou que a valeriana melhorou a velocidade do sono, a profundidade e a qualidade geral do sono. Em um estudo com pacientes idosos com problemas mentais, 44% relataram sono perfeito e 89% relataram melhora do sono usando uma preparação de valeriana.

Além disso, um estudo de 1 mês com pessoas com insônia descobriu que uma dose única de valeriana melhorava o tempo para alcançar o sono profundo e sua duração.

MELISSA OFFICINALIS

Um estudo analisou mulheres na perimenopausa que estavam lutando com o sono interrompido e encontrou diferença significativa de distúrbios do sono entre o grupo usando Melissa officinalis quando comparado ao grupo placebo. Outro estudo analisou pessoas com ansiedade leve a moderada com distúrbios do sono e descobriu que a erva-cidreira é uma ótima alternativa para pessoas que lutam com insônia relacionada à ansiedade.

GLICINA

A glicina é um aminoácido que seu corpo usa para criar proteínas, necessárias ao crescimento e à manutenção dos tecidos e à produção de substâncias importantes, como hormônios e enzimas. Esse aminoácido tem um efeito calmante no cérebro, ajuda a adormecer e diminuir a temperatura corporal central. Pesquisas em pessoas com problemas de sono mostraram que tomar 3 g de glicina antes de dormir diminui o tempo necessário para adormecer, melhora a qualidade do sono, diminui a sonolência diurna e melhora a cognição.

GABA

O GABA é o principal neurotransmissor inibitório no cérebro, o que significa que funciona como o freio da mente. Ele diminui a velocidade, interrompe o disparo das células cerebrais e leva a mente a um estado de relaxamento e calma.

O GABA atua principalmente no sono restaurador de ondas lentas. Drogas que bloqueiam o GABA (GABA-B) aumentam a vigília e o REM. Em um estudo de imagens cerebrais, aqueles com insônia tiveram níveis de GABA no cérebro 30% mais baixos em comparação com pessoas saudáveis. Os autores concluíram que pessoas que sofrem de insônia tinham GABA mais baixo.

Em outro estudo, de 40 pessoas, aqueles com insônia tiveram GABA mais baixo em regiões cerebrais específicas implicadas em equilíbrio emocional e cognição. O GABA mais baixo está ligado a permanecer acordado por mais tempo após acordar no meio da noite e pior qualidade do sono naqueles com insônia.

Alguns cientistas suspeitam que pessoas com insônia tenham aumentado o GABA como resultado da primeira tentativa do cérebro de reduzir a hiperexcitação – uma resposta adaptativa. Com o tempo, acredita-se que essa resposta diminua e que os níveis cerebrais de GABA caiam em todo o cérebro.

GABA baixo no cérebro e alto glutamato também foram associados a apneia do sono em um estudo com 36 pessoas. Teoricamente, baixo GABA na apneia do sono pode ser sinal da incapacidade do corpo para relaxar, o que pode ativar a resposta de luta ou fuga e aumentar o risco de doença cardíaca.

MelatonPower age naturalmente em todos os pilares de um sono reparador:
1. Indução de sono pelo aumento de melatonina e GABA.
2. Relaxamento muscular.
3. Redução da temperatura corporal.

Ao contrário das drogas sedativas e antidepressivas, MelatonPower não contém substâncias que induzem dependência química. É a alternativa natural mais potente do mercado para auxiliar nos distúrbios do sono.

MODO DE USAR

Tomar 1 dose antes de dormir ou conforme orientação. Para melhores resultados, evitar exposição à luz azul (telas de computadores, celulares e tablets) 2 horas antes de dormir.

SILVER FREE CÁPSULAS

Combate os cabelos brancos com efeito antioxidante, reduzindo a formação de radicais livres, e garante o crescimento de um cabelo mais saudável.

Não é incomum o seu cabelo mudar à medida que envelhece. Quando jovem, talvez você tivesse cabelos castanhos, pretos, ruivos ou loiros. Com o passar do tempo se pode notar que o cabelo muda da cor original para cinza ou branco. Seu corpo possui folículos capilares com células pigmentantes conhecidas como melanina e que dão cor ao seu cabelo. Porém, com o tempo, os folículos capilares podem perder pigmento, resultando em cabelos brancos.

Em um estudo de 2009, os pesquisadores descobriram que cabelo branco é simplesmente um acúmulo de peróxido de hidrogênio nas partículas de seu cabelo, branqueando-o por dentro. Aqui é que as coisas ficam interessantes: geralmente uma enzima chamada catalase decompõe o peróxido de hidrogênio em água e oxigênio. Mas, à medida que você envelhece, a produção de catalase começa a desacelerar. O resultado? O peróxido de hidrogênio começa a se acumular no corpo, deixando os cabelos brancos.

A catalase não é a única enzima que decompõe o peróxido de hidrogênio. A glutationa peroxidase, principal antioxidante do corpo produzido pelo fígado, transforma o peróxido de hidrogênio em água. Como a produção de glutationa diminui à medida que você envelhece, precisamos prevenir essa redução. É nestes pontos que Silver Free atua:

- Efeito antioxidante, diminuindo a degradação de enzimas como catalase e glutationa peroxidase.
- Redução da formação de radicais livres, que aumentam o estresse oxidativo na raiz do couro cabeludo.
- Reposição de nutrientes necessários para a construção de cabelos mais escuros com muito mais melanina.

Um estudo publicado no início de 2017 analisou 52 adultos com cabelo branco prematuro. Os pesquisadores por trás do estudo descobriram deficiências em ácido fólico e vitaminas B7 e B12, peças fundamentais na produção de cabelos escuros e saudáveis.

Sabemos que o cabelo é uma fábrica que trabalha 24 horas por dia. Podemos estar dormindo ou acordados, que os cabelos nunca param de crescer. Por isso necessitam de uma fonte de energia confiável: a mitocôndria. Aumentando o número e a função dessas "fábricas de energia", fornecemos mais poder para o crescimento de um cabelo mais saudável, com todos os componentes, inclusive a melanina. Goodage aumenta o metabolismo, gerando novas mitocôndrias e o nível de energia.

MODO DE USAR

Tomar 1 cápsula ao dia, com o estômago cheio.

REFERÊNCIAS

1. Daulatabad D, Singal A, Grover C, Chhillar N. Prospective Analytical Controlled Study Evaluating Serum Biotin, Vitamin B 12, and Folic Acid in Patients with Premature Canities. International Journal of Trichology. 2017;9(1):19-24.

GOODAGE

Fornece matéria-prima para o seu corpo construir cabelos, unhas e pele mais saudáveis.

O colágeno é uma das proteínas mais abundantes no corpo e compõe grande parte de nossa pele, cabelos e unhas, por isso não é de se admirar que seja tão falado no mundo da beleza. O colágeno é um polipeptídio que contém uma mistura de aminoácidos, como prolina e glicina, presentes em todo o tecido conjuntivo, cartilagem, osso e pele.

O corpo humano não absorve o colágeno inteiro, portanto a ideia de que tomar um suplemento pode promover diretamente a melhora da pele ou do cabelo é incorreta. O que seu corpo faz é decompor o colágeno no sistema digestivo em aminoácidos que ele usa onde for necessário, mas não o direciona automaticamente para a pele. À medida que envelhecemos, os níveis naturais de colágeno no corpo diminuem, e é por isso que tomar um suplemento parece convidativo.

Segundo pesquisas, foi demonstrado que os componentes de Goodage aumentam as proteínas de construção capilar, o que pode impedir a perda de cabelo, incentivar o seu crescimento e reduzir fios grisalhos, apoiando a estrutura saudável do folículo piloso onde o pigmento é produzido. Além disso, Goodage é muito eficaz no tratamento de cabelos secos e quebradiços, deixando níveis saudáveis de umidade no cabelo.

O VERDADEIRO PRODUTOR DE COLÁGENO: SÍLICA

A sílica é necessária para a produção de colágeno, e, com a idade, os níveis de colágeno e sílica começam a diminuir. Uma deficiência de sílica cria problemas na produção e manutenção de níveis saudáveis de colágeno. A sílica fica dentro do colágeno, atuando como cola e fornecendo força, flexibilidade e resiliência aos tecidos conjuntivos. Essa função semelhante à cola significa que a sílica é essencial para ajudar a manter as unhas, os dentes e cabelos robustos e saudáveis.

Um anti-inflamatório natural que ajuda a aliviar doenças da pele como eczema e psoríase, essa maravilha mineral também trabalha para manter outros minerais em equilíbrio, como cálcio e magnésio, que desempenham papel importante em manter nossos hormônios equilibrados.

A sílica fornece brilho porque aumenta o transporte de nutrientes e oxigênio para a pele. Ela ajuda os glóbulos vermelhos a transportar 20% mais oxigênio, por isso a pele também fica mais hidratada.

MODO DE USAR

Tomar 1 dose (= 2 cápsulas) ao dia com o estômago cheio. Você pode fracionar em refeições diferentes, desde que tome 1 dose ao dia.

GREASYBLOCK FEMINA

Combate a oleosidade do couro cabeludo sem deixar o cabelo tão ressecado com o Greasyblock. Greasyblock Femina vem para conter essa oleosidade através de nutrientes que garantem o bom funcionamento das células. Ao contrário da maioria dos ingredientes dos xampus comuns, Greasyblock Femina atua profundamente nos poros, evitando o acúmulo de óleo e ajudando a desobstruir os folículos capilares. Conheça os componentes.

EXTRATO DE HAMAMÉLIS

Os taninos são responsáveis por tornar o extrato de hamamélis um adstringente natural, pois removem o excesso de óleo do couro cabeludo. Essa é a razão pela qual o hamamélis é um dos tratamentos naturais mais populares da acne em todo o mundo, usado em dezenas de géis, lavagens e loções para tratamento.

Como o hamamélis é um antioxidante natural e anti-inflamatório, é eficaz contra radicais livres. Isso significa que ele ajuda a proteger contra danos no DNA. O estresse oxidativo e os danos causados pelos radicais livres se acumulam ao longo do tempo, com a exposição a fatores como luz ultravioleta, poluição, dieta pobre, estresse e assim por diante. Plantas como hamamélis, com alto teor de polifenóis, são do mesmo tipo usado para criar suplementos nutricionais antienvelhecimento que retardam o desenvolvimento da doença, protegendo as células.

O hamamélis no cabelo ajuda a reduzir o acúmulo de óleo. Isso deixa seu cabelo mais brilhante, saudável e volumoso. Também é ótimo para remover odores capilares, ajudar no couro cabeludo irritado ou acelerar a cicatrização de lesões como caspa e psoríase capilar.

Um estudo realizado pelo Centro de Dermatologia e Doença de Zurique, na Suíça, descobriu que o xampu contendo extrato de Hamamélis ajuda a acalmar o couro cabeludo, a vermelhidão, a coceira e a inflamação dos pacientes. Após testar os efeitos do hamamélis em 1.373 pacientes, uma grande porcentagem relatou melhora nos sintomas e melhor tolerância a outros produtos capilares.

EXTRATO DE CHÁ VERDE

Os benefícios do chá verde para os cabelos são principalmente devidos aos vários nutrientes e antioxidantes nele presentes – um deles é o pantenol. A vitamina do complexo B é boa para a saúde do cabelo, pois ajuda a controlar as pontas duplas, amacia-o e fortalece as raízes capilares.

O pantenol presente no chá verde também é usado em xampus e condicionadores. O chá verde também possui teanina, aminoácido exclusivo que trabalha com o pantenol para fortalecer os cabelos.

Além da vitamina B, possui uma catequina específica que ajuda a promover o crescimento do cabelo quando aplicado nas raízes.

A cafeína presente no chá verde também previne a calvície, bloqueando o DHT, hormônio que é a principal causa da calvície. Os antioxidantes presentes no chá também inibem a calvície. Além disso, os polifenóis e a vitamina C presentes no chá verde ajudam a prevenir o ressecamento, aumentando o brilho e a maciez do cabelo.

Se você possui caspa, dermatite seborreica ou psoríase capilar, recomendamos o xampu Greasyblock, pois possui cetoconazol e outros componentes mais eficazes contra essa condição.

MODO DE USAR

Lave o cabelo em todos os dias da semana. Deixe agir por 5 minutos e depois enxague abundantemente com água morna ou fria (a água quente estimula a glândula sebácea a produzir sebo e oleosidade, piorando o problema).

PUMPBOOST D

Contém 1.000 mg de óleo de semente de abóbora, poderoso antioxidante e bloqueador de DHT 100% natural, com vitamina D que prolonga a fase anágena de crescimento capilar e dezenas de outros benefícios!

VITAMINA D

Pesquisas mostram que a falta de vitamina D no corpo pode levar à perda de cabelo. Um papel dessa vitamina é estimular os folículos capilares novos e antigos. Quando não há vitamina D suficiente no sistema, o crescimento do cabelo pode ser prejudicado.

Estudos mostram que os receptores de vitamina D podem ajudar a produzir novos folículos capilares e restaurar o crescimento capilar. Um estudo de 2014 publicado na Molecular Endocrinology descobriu que o cabelo regredia em ratos 2 semanas após a introdução de receptores de vitamina D defeituosos.

Durante um estudo recente publicado em Dermatology and Therapy, os pesquisadores associaram a falta de vitamina D à queda de cabelo relacionada ao estresse (eflúvio telógeno), calvície ou perda de cabelo e até alopecia areata, condição autoimune que resulta no sistema imunológico atacando o cabelo folículo.

E um estudo de 2018 publicado na Skin Pharmacology and Physiology mostrou que a falta de vitamina D pode levar a certas condições da pele, incluindo psoríase e dermatite atópica.

Com a chegada do inverno e a menor exposição solar, os níveis de vitamina D caem para patamares preocupantes. Se o seu corpo está com carência dessa vitamina, ele irá direcionar para sistemas mais importantes, como ossos e imunidade, deixando seu cabelo de lado.

Outro fato muito comum é as pessoas dosarem vitamina D e ficarem satisfeitas com níveis em torno de 30 ng/mL. Os estudos científicos demonstram que os níveis ideais de vitamina D estão em torno de 50 a 60 ng/mL. Imagine esses níveis como salário-mínimo: se o salário-mínimo é R$ 1.000,00, teoricamente uma pessoa que ganha R$ 1.010,00 está "normal", não é? Todos sabemos que R$ 1.010,00 não é suficiente para viver adequadamente; precisamos de muito mais. A mesma coisa com a vitamina D: o nível laboratorial de 30 ng/mL não é suficiente para o corpo direcionar para partes que não são fundamentais para a sobrevivência, como o cabelo.

MODO DE USAR

Tomar 1 cápsula ao dia com o estômago cheio na principal refeição do dia. Para potencializar os efeitos, usar juntamente com Upill Men/Femina.

5 BILLION HAIR

Contém probióticos para acelerar a absorção de nutrientes e vitaminas, potencializando a saúde dos seus cabelos, pele e unhas, que começa no seu intestino. Um intestino saudável absorve melhor vitaminas e minerais que são peças-chave para a renovação celular.

De que adianta tomar várias vitaminas e minerais, se o seu corpo não os está absorvendo de maneira adequada? Um estudo de 2010 publicado na Experimental Dermatology concluiu que certos probióticos podem realmente promover o crescimento do cabelo, reduzindo a inflamação da pele induzida pelo estresse. O fato é que os folículos capilares submetidos à inflamação não conseguem crescer de maneira adequada.

5 Billion Hair combate essa inflamação e fortalece seu sistema imune, permitindo que os folículos capilares aumentem a taxa de crescimento. Isso ocorre porque as bactérias probióticas estimulam o componente anti-inflamatório do sistema imunológico a liberar citocinas e hormônios que interrompem o ciclo inflamatório. Células T ajudam a regular a funcionalidade do seu sistema imunológico, ajudando na capacidade de decidir quais bactérias, fungos e vírus combater, a fim de manter seu corpo saudável.

Se você não possui o suficiente dessas células ou elas não estão funcionando com eficiência, corre um risco maior de desenvolver doença autoimune. Com essas doenças, seu sistema imunológico reconhece suas próprias células como patógenos estranhos e as ataca. Isso leva a problemas como hipotireoidismo ou alopecia areata.

Na alopecia areata, por exemplo, o sistema imunológico ataca especificamente os folículos capilares. Felizmente, de acordo com pesquisa realizada em 2012 pela University of Texas Southwestern Medical Center, em Dallas, nos Estados Unidos, os probióticos podem desencadear uma reação imunológica positiva, melhorando o desempenho do sistema.

5 Billion Hair estimula e atua na fase anágena, a mais importante do crescimento do cabelo.

Um estudo realizado pelo MIT (Massachusetts Institute of Technology) descobriu que probióticos corretos aumentam significativamente os folículos capilares ativos.

Não há dúvidas de que o estresse e a ansiedade, resultado de cirurgia, doença, parto, medicamentos ou apenas fatores do estilo de vida, podem promover a perda de cabelo. Quando você experimenta um evento traumático, isso pode causar um choque no ciclo capilar, entrando em fase telógena, com queda mais rápida. Certas cepas de bactérias probióticas podem reduzir os níveis de estresse e ansiedade, de acordo com pesquisa realizada na Universidade do Missouri, publicada no Scientific Reports.

5 Billion Hair reduz o estresse oxidativo, garantindo o crescimento de um cabelo mais saudável.

Seu cabelo é composto principalmente de proteínas. Portanto, é crucial que seu corpo possa efetivamente digerir e quebrar a proteína que você consome. Infelizmente, o brasileiro comum consome de três a cinco vezes mais proteína do que realmente precisa. E o que acontece com todo esse excesso? Ao invés de ser usado para formar os blocos de construção do seu cabelo, ele se torna um subproduto tóxico, causando estragos em seu intestino. 5 Billion Hair ajuda na digestão das proteínas e na decomposição das toxinas produzidas durante o metabolismo, além de produzir substâncias antimicrobianas, facilitando a digestão, melhorando o intestino preso e aliviando a diarreia.

Notou que seu rabo de cavalo está cada vez mais fino? Aqueles que não têm bactérias probióticas benéficas suficientes que revestem suas paredes intestinais são mais propensos a problemas hormonais que levam ao afinamento e perda de volume do cabelo. Hoje observamos muitos desequilíbrios hormonais, como queda de estrogênio e progesterona (hormônios que promovem o crescimento do cabelo) e aumento do androgênio (um hormônio que causa perda de cabelo). Como resultado, o cabelo passa para a fase telógena, impedindo qualquer novo crescimento e resultando em queda do cabelo.

O desequilíbrio da testosterona também está relacionado à perda de cabelo, e seus níveis começam a declinar gradualmente após os 30 anos. Estudos mostram que, se você consumir probióticos, pode aumentar a produção de testosterona. 5 Billion Hair equilibra seus hormônios e garante muito mais saúde para seus cabelos, pele e unhas.

MODO DE USAR

Tomar 1 cápsula ao dia no almoço.

REFERÊNCIAS

1. Arck P, Handjiski B, Hagen E, Pincus M, Bruenahl C, Bienenstock J, et al. Is there a 'gut-brain-skin axis'? Exp Dermatol. 2010;19(5):401-5.
2. Erdman SE, Poutahidis T. Probiotic 'glow of health': it's more than skin deep. Benef Microbes. 2014;5(2):109-19.
3. Kato-Kataoka A, Nishida K, Takada M, Kawai M, Kikuchi-Hayakawa H, Suda K, et al. Fermented Milk Containing Lactobacillus casei Strain Shirota Preserves the Diversity of the Gut Microbiota and Relieves Abdominal Dysfunction in Healthy Medical Students Exposed to Academic Stress. Appl Environ Microbiol. 2016;82(12):3649-58.
4. Poutahidis T, Springer A, Levkovich T, Qi P, Varian BV, Lakritz JR, et al. Probiotic Microbes Sustain Youthful Serum Testosterone Levels and Testicular Size in Aging Mice. PLoS One. 2014;9(1):e84877.
5. University of Missouri. Common probiotics can reduce stress levels, lessen anxiety. ScienceDaily. 2016. Disponível em: www.sciencedaily.com/releases/2016/11/161121160038.htm

SOPLESS

Combate os efeitos da síndrome do ovário policístico (SOP) e a resistência insulínica.

A SOP é uma condição que causa desequilíbrios hormonais nas mulheres, o que pode levar a períodos irregulares, infertilidade, queda de cabelo, oleosidade e dezenas de outros problemas. Ganho de peso, alto nível de açúcar no sangue e níveis indesejáveis de colesterol e triglicerídeos também representam preocupações com a SOP. Se você tem dificuldade para emagrecer, saiba que alguma coisa errada pode estar acontecendo com seus hormônios. Sopless atua na origem do problema, melhorando os sinais e sintomas de SOP.

INOSITOL

O inositol, às vezes chamado de vitamina B8, está presente naturalmente em alimentos como frutas, feijões, grãos e nozes. Seu corpo também pode produzir inositol a partir dos carboidratos que você ingere. No entanto, pesquisas sugerem que o inositol da dieta é insuficiente, principalmente em mulheres que sofrem com síndrome do ovário policístico ou desejam engravidar.

Estudos clínicos demonstram que inositol e ácido fólico ajudam a reduzir os níveis de triglicerídeos no sangue. Eles também melhoram a função da insulina e diminuem a pressão arterial em mulheres com síndrome do ovário policístico.

Além disso, pesquisas preliminares descobriram que a combinação de inositol e ácido fólico pode promover a ovulação em mulheres com problemas de fertilidade por síndrome do ovário policístico.

Em um estudo com inositol e ácido fólico tomados diariamente por 3 meses, induziram a ovulação em 62% das mulheres tratadas. Isso sem usar medicamentos, ou seja, induziram naturalmente a ovulação, sem mexer com o delicado equilíbrio hormonal.

Além de melhorar a fertilidade, o inositol reduz a chance de diabetes na gravidez, o que leva a uma série de complicações.

Algumas mulheres experimentam alto nível de açúcar no sangue durante a gravidez, condição conhecida como diabetes gestacional, o que complica até 10% das gestações anualmente. Ou seja, algumas mulheres com síndrome do ovário policístico até conseguem engravidar se usam drogas indutoras de ovulação, porém as consequências de buscarem esse "atalho" podem ser drásticas.

Em estudo, o inositol está diretamente relacionado à função da insulina, hormônio que regula os níveis de açúcar no sangue. Alguns estudos sugerem que uma combinação de inositol e ácido fólico pode ser útil na prevenção do diabetes quando administrada diariamente durante a gravidez.

ÁCIDO FÓLICO

O ácido fólico é uma vitamina B conhecida em sua forma natural, ou seja, encontrada em alimentos naturais, como folato. Juntamente com a vitamina B12, é altamente importante para a formação de glóbulos vermelhos e ajuda os nervos a funcionar. O ácido fólico também é essencial para a formação de DNA.

Você provavelmente já ouviu falar sobre esse ácido fólico e como ele é recomendado para mulheres grávidas ou que estão tentando engravidar. Enquanto 200 mcg são a dose diária habitual para adultos, as mulheres são aconselhadas a tomar um suplemento de ácido fólico todos os dias desde o momento em que param de usar contraceptivos até as 12 semanas de gravidez.

O ácido fólico é importante para o desenvolvimento de um bebê saudável, principalmente durante as primeiras semanas em que ele está desenvolvendo células da coluna vertebral e nervosa. Isso porque o ácido ajuda a reduzir o risco de defeitos congênitos, chamados defeitos do tubo neural, como espinha bífida.

De acordo com pesquisas, é quase impossível obter ácido fólico suficiente para a gravidez apenas com alimentação, o que significa que tomar suplemento pode ser a única maneira de garantir que você esteja recebendo a quantidade necessária.

Tomar ácido fólico, no entanto, pode ajudar a tratar a infertilidade causada por problemas de ovulação, em mulheres com e sem SOP. Um estudo que acompanhou mais de 18 mil mulheres durante um período de 8 anos sugere que tomar um suplemento contendo ácido fólico pode ajudar. Os resultados sugerem que tomar o suplemento pelo menos seis vezes por semana pode reduzir os problemas de ovulação em 40%. Ainda mais interessante é o fato de que os pesquisadores nomearam o ácido fólico como uma das razões mais prováveis para a melhoria da fertilidade das mulheres.

Outro estudo, que reconhece a ligação entre o uso de suplementos de ácido fólico e a melhoria da fertilidade, começou a analisar como isso afeta os níveis hormonais em mulheres que ocasionalmente não ovulam (anovulação). Medindo os níveis de hormônios reprodutivos femininos, incluindo progesterona e hormônio luteinizante (LH), concluiu-se que uma dieta rica em ácido fólico pode reduzir o risco de anovulação ocasional, reduzindo a infertilidade.

ZINCO QUELATO

As pesquisas sobre deficiência de zinco e SOP são realmente interessantes. Mulheres com SOP tendem a ser deficientes em zinco e têm concentrações séricas mais baixas no sangue.

A pílula anticoncepcional também pode causar deficiência de zinco. Centenas de milhares de pessoas que foram rotineiramente colocadas na pílula para "tratar" SOP na verdade têm uma redução do zinco, piorando o problema.

Sabemos que um dos principais hormônios afetados pela SOP é a insulina. Tendemos a produzir muita insulina, e ela faz que nossos ovários produzam muita testosterona do tipo ruim, o DHT.

Portanto, se o zinco puder ajudar na sensibilidade à insulina e no controle aprimorado da glicose, teremos menos testosterona ruim (DHT) produzida pelos ovários e veremos melhora em todos os sintomas da SOP.

O zinco é crucial na maturação e no desenvolvimento dos folículos. Portanto, suplementar com zinco não só ajudará a tornar seu ciclo mais regular, como também a aumentar sua fertilidade.

Sabemos que as mulheres com SOP são propensas a inflamação crônica. Essa inflamação também está ligada à resistência à insulina e tornará os sintomas de SOP muito piores. No entanto, o zinco demonstrou combater a inflamação e aliviar alguns dos seus sintomas, o que levará a níveis mais baixos de insulina e menor produção de DHT.

CANELA

A canela é um tempero anti-inflamatório que tem sido usado ao longo da história por suas propriedades curativas. Pode ajudar a melhorar a digestão, combater o resfriado comum e diminuir o açúcar no sangue. O cinamaldeído, componente principal da canela, possui propriedades antifúngicas e antibacterianas. É rico em antioxidantes, que fornecem grande parte das propriedades anti-inflamatórias.

Em um estudo prospectivo, randomizado, controlado por placebo, duplo-cego, 45 mulheres com SOP foram randomizadas para receber suplementos de canela ou placebo por 6 meses. Ciclos menstruais foram mais frequentes em pacientes que tomaram canela em comparação com pacientes que tomaram placebo.

LICORICE

A raiz de alcaçuz (nome científico: Glycyrrhiza glabra) tem sido usada na medicina popular tradicional há muito tempo. É considerado um antiandrogênio natural particularmente potente. Um estudo iraniano publicado no International Journal of Andrology observou as atividades antiandrogênicas do extrato de alcaçuz em ratos machos.

Outro estudo descobriu que esse extrato é um potente medicamento fitoterápico para a SOP. O estudo foi publicado na Sociedade Internacional de Pesquisa em Medicina Complementar. Os cientistas levaram em consideração dois ensaios clínicos italianos, os quais revelam os efeitos do alcaçuz na saúde hormonal das mulheres. Um desses ensaios clínicos estudou o efeito do alcaçuz no crescimento de androgênios em nove mulheres saudáveis. Descobriu-se que ele pode reduzir os níveis séricos de testosterona ruim, ou DHT. Também descobriram que o alcaçuz deve ser considerado uma terapia adicional para o crescimento excessivo de pelos e a SOP.

Com todos esses componentes exclusivos, Sopless atua combatendo a verdadeira origem do problema da SOP.

MODO DE USAR

Tomar 1 cápsula ao dia no almoço. Como a SOP não tem cura, é necessário o uso contínuo para obter a máxima eficácia. É muito importante realizar dieta e hábitos saudáveis de vida, para complementar o efeito do produto.

BEARDGROW

Fornece sinalizadores para o crescimento maximizado da barba. Vários fatores contribuem para falhas na barba, como não desenvolvimento folicular, estresse, poluição, alterações hormonais e vitamínicas, entre outros. Beardgrow ativa o folículo da barba que não se desenvolveu adequadamente.

FATORES DE CRESCIMENTO PARA BARBA

Fatores de crescimento são substâncias naturais que o próprio corpo produz para enviar sinais para o cabelo e a barba crescerem. Como sua barba está fraca, seu corpo produz poucos fatores de crescimento. Beardgrow é um produto que fornece esses sinalizadores para o crescimento e fortalecimento dos folículos.

São alternativas poderosas "não medicamentosas" para o tratamento da queda de cabelo e envelhecimento capilar. Somente após 8 semanas de tratamento os pacientes percebem a barba mais espessa e escura. Formulado com a mais alta concentração dos exclusivos fatores de crescimento, esse produto não oleoso, leve e com ótima performance é adequado para uso diário, mesmo em pele sensível, porque não deixa a pele "grudenta" ou irritada.

Você pode usar Beardgrow a qualquer hora do dia. Os resultados em geral aparecem com 2 a 3 meses, mas algumas pessoas podem ver resultados logo no primeiro mês. Para melhores resultados, você pode combinar Beardgrow com Upill Men e Goodage, assim terá os nutrientes necessários para o crescimento do folículo de dentro para fora, ao mesmo tempo que estimula o crescimento da barba.

Componentes:
- **VEGF (vascular endothelial growth factor):** estimula a proliferação de vasos sanguíneos, levando mais nutrientes e vitaminas para o folículo capilar crescer forte e saudável. Os vasos sanguíneos são como "estradas" que transportam oxigênio e nu-

trientes; quanto mais vascularização, melhor o ambiente para o fio crescer forte e saudável.

- **Cooper Peptide:** os peptídios de cobre aumentam o tamanho do folículo piloso, o que significa fios mais espessos. Ao aumentar o tamanho do folículo, a barba terá uma aparência mais espessa e completa. Outro benefício impressionante desses peptídios é que eles estimulam o fluxo sanguíneo para todas as áreas afetadas do couro cabeludo e barba. Em nossa juventude, quando tínhamos cabelos grossos, o fluxo sanguíneo para o couro cabeludo era substancial e dava aos folículos o oxigênio e os nutrientes necessários para nutrir o cabelo. Com o tempo, nosso fluxo sanguíneo diminui, o que contribui para a perda de cabelo e redução do crescimento da barba. Com os peptídios de cobre, podemos retomar o crescimento de fios, estimulando os vasos sanguíneos sob o couro cabeludo para apoiar os folículos e trazer a circulação sanguínea saudável de volta ao couro cabeludo e à barba.

Os peptídios de cobre prolongam o "ciclo de crescimento" dos fios da barba. Os fios sempre estão em um dos três ciclos de crescimento capilar: anágeno (fase de crescimento), catágeno (fase de transição) ou telógeno (fase de repouso). A fase anágena ou de "crescimento" do cabelo em geral dura entre 3 e 5 anos, e esse é o estado em que a maioria dos cabelos se encontra a qualquer momento.

Os peptídios de cobre provaram prolongar a vida da fase de crescimento. Isso significa que não apenas desencadeiam a fase anágena, mas também a estendem. Enriquecido com peptídios de cobre, Beardgrow aciona a fase anágena ou "de crescimento" dos folículos capilares, fazendo que a barba cresça onde parou, o que resulta em um novo crescimento, mais forte e duradouro.

O Blend Éclairé de Crescimento Folicular é uma combinação única, que promove a ativação do folículo, deixando-o mais forte, grosso e saudável.

MODO DE USAR

Aplicar de 15 a 20 gotas na pele seca, com massagem suave de 30 segundos.

BROW-UP

Brow-Up estimula as sobrancelhas a ficarem mais fortes e saudáveis. Devido a fatores como estresse oxidativo, má nutrição e distúrbios hormonais, o ciclo de crescimento da sobrancelha pode ser afetado, durando muito menos do que deveria, dando a aparência de "falhas" e deixando-a sem volume e densidade. Brow-Up estimula o crescimento de novos fios e aumenta a taxa de crescimento dos existentes. Aplique pela noite, nas sobrancelhas, e lave-as pela manhã.

CILIA UP

Promove o prolongamento efetivo do ciclo de crescimento dos cílios, garantindo fios mais fortes e saudáveis! Devido a fatores como estresse oxidativo, má nutrição e distúrbios hormonais, o ciclo de crescimento dos cílios pode ser afetado, durando muito menos do que deveria, dando a aparência de "falhas". Cilia Up estimula o crescimento de novos fios e aumenta a taxa de crescimento dos existentes. Por meio de ativos poderosos, prolonga a fase anágena de crescimento, deixando-os mais fortes e com menos falhas. Aplique pela noite, nos cílios, e lave-os pela manhã.

NAIL-UP ESMALTE

Contém os nutrientes necessários para a construção das moléculas de proteína que garantem unhas fortes e saudáveis.

As unhas quebradiças ocorrem por várias razões. Podem ser um sinal normal de envelhecimento ou o resultado de uso muito frequente de esmalte. Quando o tempo está frio, unhas quebradiças podem ocorrer por ressecamento. Unhas fracas também podem ser sinal de um problema de saúde, como hipotireoidismo ou anemia.

Nossas unhas são compostas por camadas de queratina, proteína também encontrada em nossos cabelos e pele. À medida que envelhecemos, as células do nosso corpo produzem queratina a uma taxa mais lenta, o que pode causar o enfraquecimento das unhas e parecerem secas e sem brilho. Essas camadas de queratina estão "coladas" por ligações químicas como se fosse uma chapa de madeira MDF.

Nail-Up atua "colando" as placas de queratina da unha, deixando-a muito mais forte e resistente! Pode ser combinado com o Goodage para fornecer os nutrientes necessários para a construção das moléculas de proteína.

Evite usar unhas de gel, embora sejam apontadas como alternativa fácil para quem tem problemas para cultivar as unhas. O uso frequente pode fazer com que as unhas descasquem, o que as enfraquece.

Dê também uma pausa no esmalte. Na mesma linha, embora o esmalte pareça bonito, suas unhas precisam respirar. O uso constante de esmaltes, mesmo não tóxicos, pode enfraquecer a unha. Remova o esmalte com um removedor sem acetona, sempre que possível. A acetona quebra as ligações químicas das moléculas de queratina que constituem a unha.

MODO DE USAR

Aplicar uma fina camada diariamente, por 30 dias. Não usar esmalte colorido nesse período.

WELFARE

Reduz os efeitos do estresse oxidativo que levam à queda de cabelo. O estresse pode afetar todo o seu corpo, incluindo cabelos, unhas e pele. Como ele faz parte da vida, o que importa é como você lida com ele.

O estresse causa uma resposta química no seu corpo, que torna a pele e o couro cabeludo mais sensíveis e reativos. Também pode dificultar a recuperação de problemas de pele. Já reparou que sua pele fica mais oleosa quando se estressa? Isso porque o estresse faz que seu corpo produza hormônios como o cortisol, que orienta as glândulas da pele a produzirem mais óleo. A pele oleosa é mais propensa a acne e outros problemas de pele. O couro cabeludo oleoso tem mais tendência a queda. Por exemplo, o estresse pode agravar a psoríase, a rosácea e o eczema. Também pode causar urticária e outros tipos de erupções cutâneas, assim como pode ser estressante ter problemas com a pele.

Algumas pessoas se sentem tão mal com a aparência que isso lhes causa um estresse enorme, afetando negativamente a pele e criando um ciclo vicioso.

O ESTRESSE PROVOCA INFLAMAÇÃO

Para entender melhor como o estresse pode afetar e inflamar a pele, é importante observar a relação da pele, mente e intestino. Quando a mente percebe o estresse, ela pode retardar a digestão no intestino. Quanto mais tempo o estresse durar, maior será o impacto na digestão e, quando a digestão é lenta, pode afetar as bactérias no intestino. Um estudo recente descobriu que altos níveis de estresse podem afetar as bactérias intestinais, como uma dieta rica em gordura. A mobilidade reduzida permite o crescimento excessivo de cepas de bactérias prejudiciais, e o equilíbrio natural dos micróbios intestinais é interrompido, levando a algo chamado disbiose. Quando você está sob estresse, o seu corpo pensa que está sob ataque e produz células inflamatórias para ajudar a tratar isso. Como essas células inflamatórias aumentaram em número, isso pode desencadear surtos de qualquer condição da pele à qual as pessoas possam estar predispostas.

O ESTRESSE PODE SECAR A PELE

Sempre que o nosso corpo sente que está estressado, experimentamos um aumento na adrenalina e no cortisol. O aumento na adrenalina nos faz suar mais. Ele ativa as glândulas écrinas e as glândulas sudoríparas que causam a desidratação. Aqueles que têm a pele seca em geral são mais propensos ao eczema. O estresse é um gatilho conhecido para o eczema, queda de cabelo e acne. Quem tem o cabelo muito seco também pode sofrer com os problemas do estresse, gerando descamação e coceira.

O ESTRESSE TAMBÉM PODE AFETAR SEU COURO CABELUDO E CABELO

Quando se trata do couro cabeludo e do cabelo, existem algumas maneiras como o estresse pode se manifestar. Algumas pessoas podem achar que seus cabelos são mais oleosos ou secos do que o normal durante períodos de estresse, dependendo da maneira como o corpo reagem à mudança nos níveis hormonais. Algumas pessoas podem ter surtos de dermatite seborreica, um primo da psoríase e da caspa. A condição pode resultar em vermelhidão e descamação do couro cabeludo. Em alguns casos, o estresse pode até levar à perda de cabelo. Por exemplo, quando seu corpo sofre um grande estressor, como uma doença grave, seu corpo para de produzir cabelos, o que não é crucial para a cura ou para a sobrevivência. Os efeitos desse estresse podem não ser perceptíveis até meses depois.

O ESTRESSE PODE CAUSAR ESTRAGOS NAS UNHAS

Da mesma forma que seu corpo para de produzir cabelos em períodos de estresse prolongado, ele para de fazer unhas. As unhas não são necessárias para a sobrevivência; portanto, quando chega a hora de o corpo distribuir energia, as unhas não são prioridade.

Welfare contém antioxidantes que ajudam a pele a proteger contra danos oxidativos, uma das principais causas por trás dos problemas de pele, incluindo o envelhecimento prematuro e a hiperpigmentação. O dano oxidativo ocorre naturalmente com o envelhecimento, mas também devido à exposição à poluição do ar e outras exposições a toxinas no ambiente e ao excesso de exposição ao sol. Welfare combate estados inflamatórios e oxidantes causados pelo estresse.

Welfare atua reduzindo também os efeitos do estresse em relação à queda de cabelo e calvície.

O vinho faz parte de quase todas as refeições dos italianos. E não é apenas uma percepção: a Itália foi considerada a nação mais saudável do mundo, pelo Índice Global de Saúde. Critérios como expectativa de vida, causas de mortalidade e riscos à saúde, como obesidade, foram avaliados. E esses dois fatores não são mera coincidência. O resveratrol está presente no vinho e no Welfare, tendo uma grande parcela de responsabilidade pelo aumento da saúde e beleza das pessoas.

O que você encontra no Welfare:
- **Resveratrol:** o resveratrol é um polifenol (classe de antioxidantes), produzido naturalmente por algumas plantas quando estão sob o ataque de patógenos como bactérias ou fungos.

Existem inúmeros estudos testando os benefícios do resveratrol em nossa saúde. O que foi provado até agora é que ele reduz a produção de colesterol ruim (LDL) e aumenta a produção de colesterol bom (HDL), que, acredita-se, diminui as chances de desenvolver doenças cardiovasculares, como infarto do miocárdio e acidente vascular cerebral. Isso também ajuda a inibir a produção de proteína beta-amiloide, ligada ao desenvolvimento da doença de Alzheimer. Além disso, acredita-se que o resveratrol retarde o envelhecimento de todo o organismo, incluindo a pele. Tudo indica que ele torna mais ativa a parte do cromossomo onde estão os genes que controlam a longevidade.

- **Vitamina C:** no que diz respeito à sua pele, a vitamina C é um potente antioxidante que neutraliza os radicais livres. Por suas propriedades antioxidantes, a vitamina C ajuda no processo de regeneração natural da pele, o que ajuda o corpo a reparar as células danificadas da pele. Os antioxidantes reduzem os danos às nossas células, neutralizando a produção de moléculas altamente reativas, chamadas radicais livres. Em outras palavras, os antioxidantes ajudam a manter o corpo e as células da pele saudáveis. Esse poder de combate aos radicais livres não é importante apenas para ajudar a manter os sinais de envelhecimento prematuro afastados. Ao neutralizar esses radicais livres, a vitamina C pode ajudar a proteger a pele das alterações pré-cancerígenas causadas pela exposição aos raios ultravioleta. Surpreendentemente, os benefícios da vitamina não se limitam ao seu status antioxidante; ela possui muitas outras propriedades curativas da pele, que a tornam digna de um lugar permanente no seu armário de remédios. A vitamina C acelera a produção de colágeno e elastina, fibras de proteína que ajudam a manter a pele firme e sem flacidez. Ajudando a promover a produção de colágeno, a vitamina C pode ajudar a prevenir o envelhecimento prematuro da pele. Outro ponto interessante sobre o ingrediente: ele contém uma propriedade que inibe a produção de melanina da pele, como manchas escuras e melasma. Com o uso continuado, a vitamina C pode ajudar a impedir a formação de manchas escu-

ras. É um agente clareador que trabalha para remover manchas escuras sem alterar a pigmentação normal da pele.
- **Curcumina:** contém antioxidantes e componentes anti-inflamatórios. Essas características fornecem brilho e jovialidade à pele. Estudos descobriram que a curcumina pode afetar a produção de colágeno. Açafrão é provavelmente o tempero mais importante em pratos indianos e, possivelmente, a erva mais poderosa do planeta. Graças aos seus benefícios anti-inflamatórios e antibacterianos, pode fazer maravilhas na pele com doenças, além de ajudar a reduzir a vermelhidão causada por manchas e acalmar as condições da pele, como eczema e rosácea. O açafrão é excelente para a acne porque é um antisséptico natural e ajuda a impedir a propagação de bactérias. A curcumina pode hidratar e revitalizar profundamente a pele, aliviando os sintomas de secura. Ela naturalmente acelera o processo de remoção de células mortas da pele para revelar uma pele saudável e macia e protege as células da pele de danos.

MODO DE USAR

Tomar 1 dose (2 cápsulas) ao dia com o estômago cheio. Você poderá fracionar em refeições diferentes, desde que tome 1 dose ao dia.

LACLIFE

É a lactase com maior concentração do mercado (10.000 FCC), aliada a enzimas digestivas que reduzem os sintomas da intolerância à lactose. Muitos sintomas de intolerância à lactose estão relacionados à queda de cabelo e calvície, e mais de 60% da população humana tem uma capacidade reduzida de digerir lactose, devido aos baixos níveis de atividade da enzima lactase.

Em grande parte dos casos, é muita inocência acreditar que você possui deficiência em apenas uma das centenas de enzimas com as quais contamos para uma digestão completa. Pensando nesses problemas, desenvolvemos Laclife, que atua sinergicamente, quebrando a lactose, proteínas e gorduras presentes nos alimentos.

Observe que, quando você ingere um alimento contendo lactose, ele está quase sempre acompanhado de proteínas e gorduras. Um bolo geralmente tem muitas gorduras, um queijo apresenta uma quantidade importante de proteínas. Sem falar do próprio leite, que contém esses componentes em grande quantidade.

Com Laclife você atua em diversos pontos de dificuldade de digestão, melhorando muito mais a absorção de vitaminas e reduzindo o número de sintomas da intolerância à lactose! Além de possuir 10 mil unidades FCC de lactase por porção (lactase com maior quantidade no mercado), Laclife possui enzimas digestivas para quebrar os outros componentes presentes nos alimentos.

LIPASE (ASPERILLA NIGER)

Um dos aspectos mais cruciais da digestão são as enzimas, proteínas necessárias para acelerar uma reação bioquímica específica. As enzimas são cruciais não só para a digestão, mas para todas as células do corpo e todos os seus processos fisiológicos, e uma dessas enzimas é a lipase. A maioria das pessoas saudáveis de fato produz lipase e outras enzimas por conta própria para não garantir a suplementação, mas há quem precise de suprimento adicional, como pessoas com intolerância à lactose. Do grego lipos, que significa "gordura", a lipase é uma enzima que o corpo usa para decompor a gordura em componentes menores e mais digeríveis, para que ela seja facilmente absorvida no intestino. É secretado pelo pâncreas, juntamente com outras enzimas, como amilase e protease.

A lipase funciona convertendo o componente triglicerídeo encontrado nas gorduras em monoglicerídeos e dois ácidos graxos. Isso é importante porque, se a gordura não for completamente digerida, ela revestirá as partículas dos alimentos, dificultando a quebra de outros componentes, como carboidratos e proteínas. Ao ajudar a quebrar a gordura, a lipase ajuda a prevenir o excesso de peso e a reduzir a obesidade. Além disso, agiliza todo o processo digestivo e aumenta o valor nutricional das gorduras naturais saudáveis que você recebe de alimentos integrais.

Uma pesquisa publicada na revista Digestive Diseases and Sciences envolveu 18 voluntários saudáveis e descobriu que tomar uma combinação de lipase e protease (componentes de Laclife) após uma refeição rica em gordura ajudou a reduzir sintomas como gases, inchaço e plenitude. Como esses sintomas são comumente associados à síndrome do intestino irritável, os pesquisadores concluíram que a lipase e outras enzimas pancreáticas podem ser úteis para ajudar a tratar os sintomas dessa síndrome.

PROTEASE 4.5 (ASPERILLA ORYZAE)

A protease é uma enzima usada para quebrar proteínas, hidrolisando ligações peptídicas. Proteínas como as presentes no leite, queijos e derivados serão quebradas com essa enzima de Laclife. Para efeitos potencializados, recomendamos usar juntamente com Fuldigest, complexo de probióticos e enzimas digestivas que reduzem a inflamação intestinal, aumentando a absorção de nutrientes.

MODO DE USAR

Tomar 1 cápsula 15 minutos antes de ingerir o alimento com lactose. De preferência, ingerir com bebidas cítricas, como suco de limão ou laranja, pois aumentam a eficiência das enzimas proteases que digerem proteínas.

MELATONHAIR

Melhora o sono e estimula o crescimento capilar durante a noite. Todos já ouvimos dizer que uma boa noite de descanso é importante, mas por que 8 horas completas, mais ou menos, é bom para você e para o seu cabelo? A falta de sono pode afetar sua saúde fisiológica e psicológica. Se você não está dormindo bem, pode notar que seu cabelo não parece brilhante e saudável.

Os estudos científicos indicam que é durante o sono que nosso cabelo tem a maior taxa de crescimento. Durante o sono são liberados hormônios bons, como GH (hormônio do crescimento), e são reduzidos hormônios ruins, como o cortisol.

As células-tronco dos folículos capilares epiteliais funcionam quando você dorme, e várias boas noites de descanso podem ajudar a garantir que esse processo ocorra perfeitamente. Por outro lado, a falta de sono impede que essas células-tronco façam seu trabalho, e o resultado pode ser um prejuízo para esse crescimento.

MelatonHair vem para aliar o sono perfeito com os aminoácidos, minerais e fitoterápicos que promovem o crescimento capilar!

MELATONINA PARA O CABELO

A melatonina, hormônio secretado principalmente pela glândula pineal no cérebro, também é produzida nas células da pele e do cabelo. A melatonina é mais do que apenas o "hormônio do sono", pois regula o ritmo circadiano que afeta muitos processos metabólicos e endócrinos.

Estudos realizados sobre o tratamento com melatonina para calvície mostraram que os efeitos do hormônio nos folículos capilares influenciam o ciclo capilar normal durante a fase anágena (fase de crescimento ativo dos folículos capilares onde as raízes se dividem rapidamente), promovendo o crescimento constante de novos fios de cabelo. Como a melatonina também é conhecida como poderoso antioxidante, fornece proteção nos fios de cabelo contra os radicais livres que causam destruição celular no cabelo.

MELATONINA PARA O SONO

Frequentemente chamada de hormônio do sono, a melatonina aumenta em nosso corpo durante a última parte do dia, dizendo-nos que é hora de dormir. Curiosamente, a melatonina é produzida nas plantas e defende as células vegetais como antioxidante, presente em vários alimentos, incluindo nozes, cerejas, bananas, tomates, laticínios e até cerveja.

A melatonina também serve como antioxidante em humanos e tem sido usada para tratar várias condições de saúde e doenças, incluindo insônia, Alzheimer e depressão. Além da luz do dia, diversos outros fatores podem diminuir a produção natural de melatonina no corpo, incluindo o envelhecimento e a luz azul do computador ou dispositivos, quando usados à noite.

A melatonina é que regula o ritmo circadiano do corpo e é o ponto mais baixo ao longo do dia, atingindo o seu pico à noite. Contudo, nosso ritmo circadiano pode ser interrompido por fatores como viajar ou passar a noite toda em claro, podendo levar algum tempo para que nossos níveis retornem ao normal. Outros benefícios da melatonina: ajuda as pessoas com ansiedade, depressão e transtorno bipolar; ajuda com problemas de ouvido, como zumbido; ajuda a manter a saúde e a visão dos olhos; protege contra diabetes; ajuda a saúde do coração; pode ajudar a prevenir e tratar o câncer.

MAGNÉSIO PARA O CABELO

Não é de admirar que o magnésio seja tão bom para cabelos: ele é responsável por mais de 700 funções metabólicas em nosso corpo, muitas das quais podem afetar o ciclo de crescimento capilar e o desempenho dos folículos.

O magnésio ajuda na síntese de proteínas. Como os folículos capilares são feitos quase inteiramente de proteínas, melhorar a síntese proteica significa cabelos mais saudáveis e ciclos mais prolongados de crescimento. A síntese de proteínas também auxilia a criar melanina, o que ajuda a impedir que seu cabelo fique grisalho!

O magnésio é crítico para diversos processos no corpo, e a maioria de nós é deficiente nele, motivo suficiente para usá-lo em forma de suplemento, como MelatonHair. No entanto, se o seu cabelo grisalho é o resultado de deficiência de magnésio, encontrou a melhor coisa, além de garantir que seu corpo permaneça nas melhores condições para nutrir um cabelo forte e saudável!

MAGNÉSIO PARA O SONO

Para você adormecer e permanecer dormindo, seu corpo e cérebro precisam relaxar. Em nível químico, o magnésio auxilia nesse processo, ativando o sistema nervoso parassimpático, responsável por deixá-lo(a) calmo(a) e relaxado(a).

Primeiro o magnésio regula os neurotransmissores, que enviam sinais por todo o sistema nervoso e o cérebro. Também regula o hormônio melatonina, que orienta os ciclos de vigília e sono em seu corpo. Segundo, esse mineral se liga aos receptores do ácido gama-aminobutírico (GABA), neurotransmissor responsável por acalmar a atividade nervosa. Ao ajudar a acalmar o sistema nervoso, o magnésio prepara o seu corpo e a sua mente para você dormir.

A ansiedade e a depressão podem exercer impacto negativo no sono. Curiosamente, demonstrou-se que o magnésio ajuda a aliviar esses dois transtornos do humor. Isso é especialmente verdadeiro quando há deficiência de magnésio, pois a ansiedade e a depressão são frequentemente vistas durante a deficiência de magnésio. Pesquisas emergentes também indicam que esse mineral pode melhorar o tratamento antidepressivo convencional e tratar a ansiedade.

VITAMINA B6 (PIRIDOXINA) PARA O CABELO

Um estudo foi conduzido pelo British Journal of Dermatology em 2007, no qual se descobriu que o uso de vitamina B6 pode inibir 90% da atividade nociva da testosterona, ou seja, a formação de DHT no folículo piloso. Esses resultados foram apoiados pelo Journal of Korean Society of Plastic and Reconstructive Surgery, que afirmou que o uso de vitamina B6 acelera bastante o crescimento do cabelo. Esse estudo também revelou que a vitamina ajuda na restauração natural da cor do cabelo, aumentando a formação de melanina, pigmento natural da coloração do cabelo. Outros benefícios: pode melhorar o humor e reduzir os sintomas de depressão; pode promover a saúde do cérebro e reduzir o risco de Alzheimer; pode prevenir e tratar a anemia ajudando na produção de hemoglobina

VITAMINA B6 (PIRIDOXINA) PARA O SONO

O triptofano é um aminoácido essencial, que ajuda a regular a atividade do sistema nervoso relacionada ao relaxamento e ao sono. A vitamina B6 converte pequena quantidade do triptofano em seu corpo em niacina ou vitamina B3 e serotonina, neurotransmissor que ajuda a regular os padrões de sono. Não se obtendo uma quantidade adequada de vitamina B6 na dieta, o metabolismo do triptofano pode ser perturbado.

Isso pode limitar a quantidade de serotonina no corpo, potencialmente levando a padrões de sono perturbados e insônia.

Uma pesquisa da Universidade de Adelaide, em 2018, suporta uma ligação entre B6 e uma boa noite de sono. Aqueles que tomaram suplemento antes de dormir relataram melhor qualidade do sono e se sentiram mais descansados ao acordar. O fato de a vitamina B6 também parecer aliviar a ansiedade e a irritabilidade em mulheres com síndrome pré-menstrual sugere um efeito calmante.

L-TEANINA PARA O SONO

Vários estudos sugeriram que a L-teanina ajuda as pessoas a relaxar antes de dormir, dormir mais facilmente e dormir mais profundamente. Esses benefícios podem resultar dos efeitos específicos que o aminoácido exerce sobre os produtos químicos do cérebro responsáveis por desempenham um papel no sono. Um estudo de 2018 descobriu que as pessoas relataram maior satisfação com o sono após tomar L-teanina diariamente por 8 semanas. Os participantes sofriam de transtorno de ansiedade generalizada e estavam tomando antidepressivos.

MODO DE USAR

Tomar 1 dose antes de dormir ou conforme orientação. Para melhores resultados, evitar exposição à luz azul (telas de computadores, celulares e *tablets*) 2 horas antes de dormir.

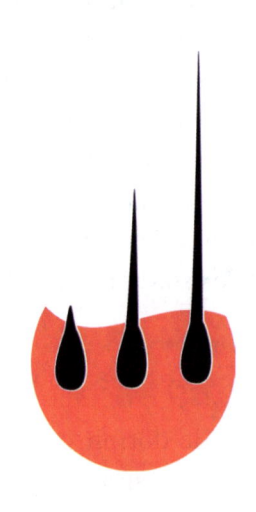

"

A TRICOLOGIA É UMA ÁREA EXTREMAMENTE PROMISSORA, POIS A CADA DIA AUMENTA A INCIDÊNCIA DE DOENÇAS CAPILARES.

"

Dr. Lucas Fustinoni
Instagram: @drlucasfustinoni
Youtube: DrLucasFustinoni
Facebook: drlucasfustinoni

VITAL

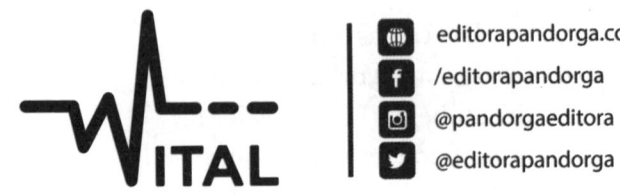

editorapandorga.com.br
/editorapandorga
@pandorgaeditora
@editorapandorga